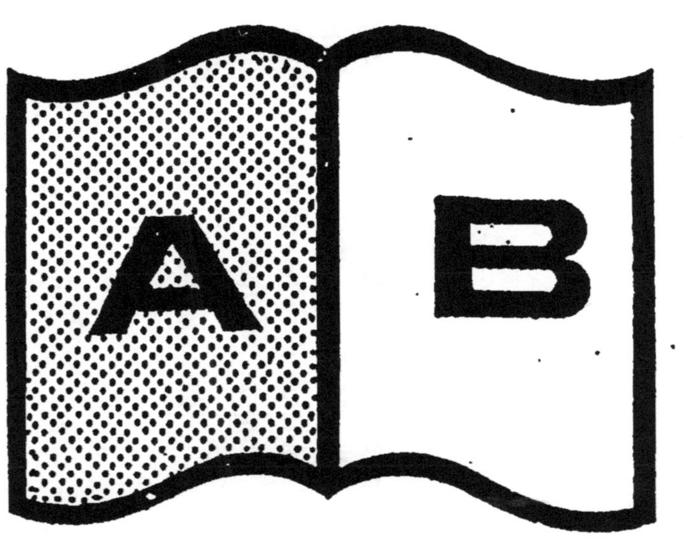

Contraste insuffisant des couvertures
supérieure et inférieure

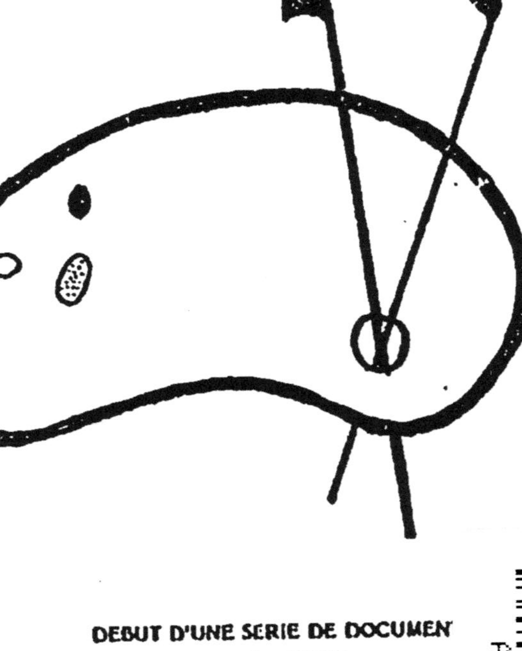

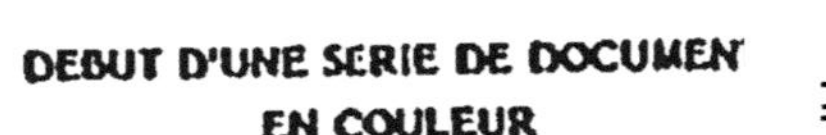

DEBUT D'UNE SERIE DE DOCUMEN
EN COULEUR

Docteur DELMAS

LES
PSYCHOSES POST-ONIRIQUES

Rapport présenté au XXIVe Congrès des Médecins Aliénistes et Neurologistes de France et des Pays de Langue française.

LUXEMBOURG, 8-7 Août 1914

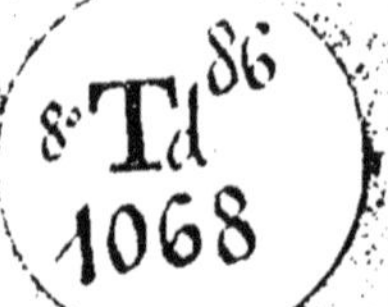

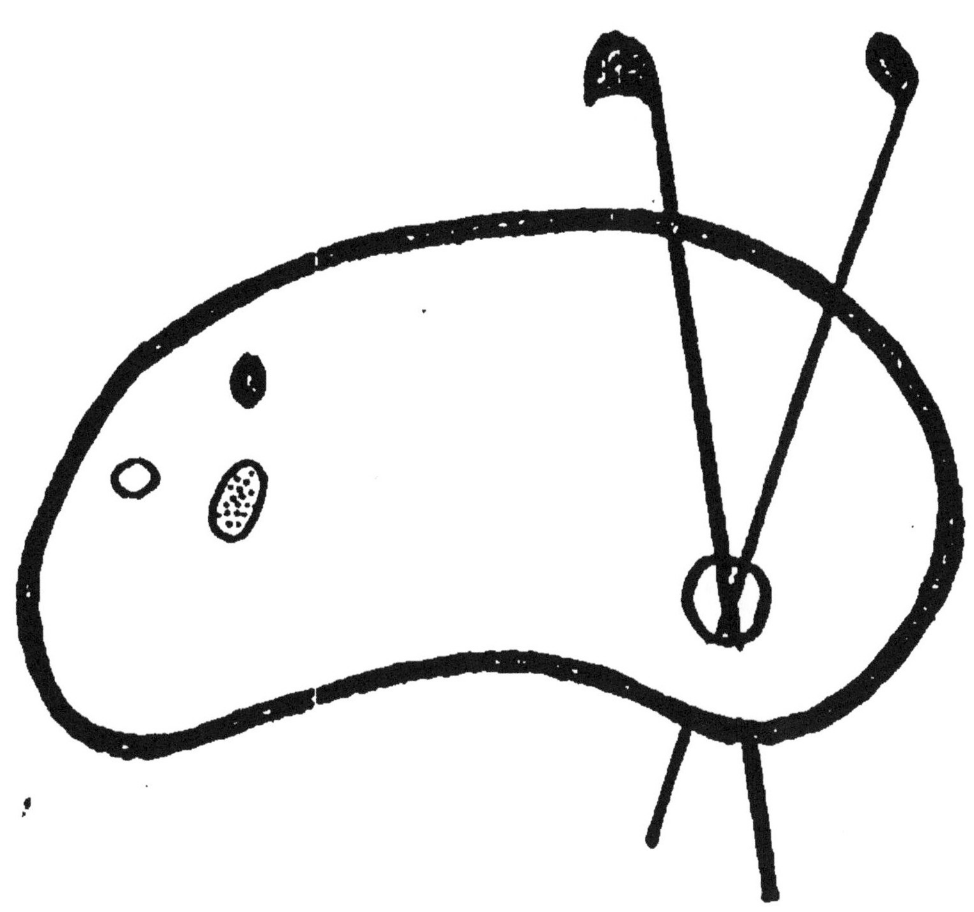

FIN D'UNE SERIE DE DOCUMENTS
EN COULEUR

LES

PSYCHOSES POST-ONIRIQUES

XXIVe CONGRÈS

DES

MÉDECINS ALIÉNISTES ET NEUROLOGISTES DE FRANCE

ET DES PAYS DE LANGUE FRANÇAISE

SESSION DU LUXEMBOURG — AOUT 1914

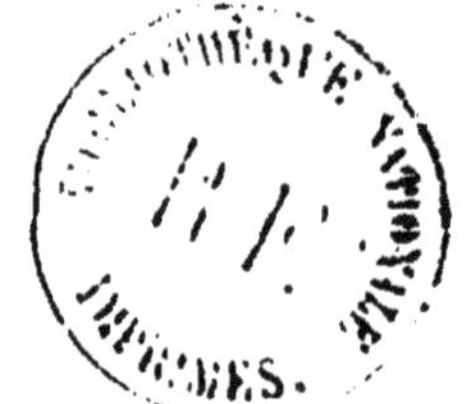

LES PSYCHOSES POST-ONIRIQUES

PAR LE DOCTEUR DELMAS

ANCIEN CHEF DE CLINIQUE DES MALADIES MENTALES

MÉDECIN DIRECTEUR DE LA MAISON DE SANTÉ D'IVRY-SUR-SEINE

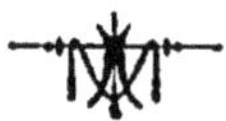

MASSON et Cie, Éditeurs

LIBRAIRES DE L'ACADÉMIE DE MÉDECINE

120, BOULEVARD SAINT-GERMAIN, (VIe)

PARIS

1914

INTRODUCTION

Le terme *onirisme* vient du mot grec ὄναρ, ὄνειρος qui se traduit par *rêve*. Au point de vue éthymologique, le terme onirisme signifierait donc simplement *action de rêver* ou *état de rêve* et les *psychoses post-oniriques* seraient alors des psychopathies secondaires aux états de rêve.

Mais le mot *rêve* peut lui-même être interprété soit dans un sens absolu soit dans un sens général. Dans le premier cas, le rêve ne comprendrait, suivant la définition de Littré que les « *combinaisons involontaires d'images ou d'idées..... qui se présentent à l'esprit pendant le sommeil* ». Il est vraisemblable que ces combinaisons nées dans le sommeil peuvent dans certains cas intervenir à titre d'appoints dans la genèse et l'évolution des états psychopathiques, mais la fréquence et l'importance de ce rôle d'appoint ne sauraient suffire à édifier un chapitre nosographique. Par contre, au rêve pris dans son sens le plus général, on peut rattacher toute une série d'états tels que l'activité reproductrice et créatrice de l'imagination, la distraction, la rêverie, le rêve proprement dit, le cauchemar, la rêvasserie, la délire de la fièvre, etc... Ces différents états se retrouvent dans des combinaisons variées soit dans l'origine, soit dans l'évolution de la plupart des psychopathies, de telle sorte que si l'onirisme devait les comprendre tous, les psychoses post-oniriques engloberaient la psychiâtrie presqu'entière.

Nous pensons donc qu'il convient d'interprèter autrement ce qu'il faut entendre par *onirisme*. *Régis*, en proposant ce terme pour désigner un état pathologique plus ou moins analogue au rêve, lui a donné un sens précis rapidement consacré par l'usage et assuré une destinée désormais classique.

L'onirisme tel qu'on le comprend aujourd'hui en psychiâtrie est un syndrome d'origine toxi-infectieuse, caractérisé cliniquement par l'éclosion brusque ou rapide, au cours d'un état de confusion mentale, d'un délire hallucinatoire aigu ou subaigu accompagné la plupart du temps d'émotivité anxieuse et de réactions panophobiques.

L'onirisme présente au point de vue psycho-physiologique des rapports étroits avec le rêve (d'où son nom), la rêverie et l'activité surtout créatrice de l'imagination.

⁂

L'activité mentale, dans les conditions normales, s'exerce comme s'il existait une fonction générale de synergie qui dirige et harmonise tous les processus psychiques en tenant compte à la fois de leurs rapports entre eux et de leurs rapports avec les circonstances de lieu et de temps; il y a comme un effort constant d'adaptation qui permet de comparer, apprécier, situer, juger et mettre en valeur les apports incessants des sens, de l'activité mnésique, de l'imagination, etc... Les faits ainsi dirigés et harmonisés ont le caractère de faits de conscience.

Cette activité mentale est celle qui se rapporte aux fonctions psychiques supérieures, à l'aperception comme disent les Allemands, au centre O comme dit Grasset.

Dans d'autres conditions dont les unes sont encore normales et psychologiques, dont les autres, anormales et pathologiques, sont reliées aux premières par une série ininterrompue d'états de transition, l'activité mentale s'exerce de façon toute différente. Ces conditions sont réalisées dans le rêve, la rêverie et l'onirisme. Dans ces états, il y a une activité qui se manifeste encore par des sensations, des perceptions, des paroles, des actes, etc... Mais ces manifestations sont plus ou moins désordonnées, plus ou moins en désaccord avec le milieu et les circonstances; c'est une activité à laquelle manquent la synergie, l'harmonisation, l'adaptation qui président à l'activité psychique supérieure. Celle-ci est consciente; celle-là est plus ou moins subconsciente, inconsciente, automatique; c'est une activité polygonale comme dit Grasset.

⁂

Ce qui précède permet de comprendre quels sont les caractères psychologiques essentiels communs au rêve, à la rêvasserie et à l'onirisme.

Ces caractères sont:

1° La diminution quantitative, l'incomplétude ou même l'absence de l'activité psychique supérieure, consciente du centre O, ou comme dit Régis, l'altération de l'activité synthétique de l'esprit.

2° La persistance de l'activité polygonale ou même l'exaltation de cette activité, soit par suite de l'absence de l'inhibition venue du centre O, soit, dans les cas pathologiques, par suite de l'excitation toxique des centres.

Dans la rêverie, état psychologique, l'activité psychique supérieure n'est pas à proprement parler diminuée; elle est seulement au repos; elle est distraite de son champ habituel; elle perd le contact avec la réalité; elle abandonne momentanément son contrôle, et sa fonction de synergie, d'harmonisation et d'adaptation. L'aptitude fonctionnelle persiste intacte; mais elle est pratiquement inexistante, puisqu'elle n'est pas utilisée.

Il en résulte en fait la persistance de l'activité polygonale seule. Celle-ci s'exerce sans contrôle mais aussi sans frein; elle n'est plus sans cesse rappelée au sens du réel, au sentiment du milieu actuel; elle est exaltée dans la mesure où elle n'est plus soumise à l'observance des conditions de temps et de lieu; elle vagabonde non seulement dans l'espace, mais encore dans le temps; elle met en jeu l'imagination reproductrice et créatrice, et se reporte à volonté dans le passé ou bâtit à son gré dans l'avenir.

Dans le sommeil, état physiologique, l'activité psychique supérieure est totalement absente. C'est une morte qui a le privilège de ressusciter; mais c'est une morte. Par contre si dans le sommeil, l'activité du centre O est endormie, l'activité polygonale veille et son activité se traduit par le rêve.

L'onirisme, état pathologique, ne se différencie pas essentiellement de la rêverie et du rêve. L'activité psychique supérieure si elle n'est pas au repos comme dans la rêverie, ou endormie comme dans le sommeil, est ralentie, obscurcie, obnubilée; la fonction ne peut plus se faire; c'est un outil cassé, et à peu près inutilisable. Cette perturbation de la fonction constitue un syndrome pathologique spécial: c'est la confusion mentale.

La confusion mentale est le trouble essentiel des états oniriques; sans confusion, pas d'onirisme. Mais la confusion mentale n'est pas l'onirisme. La confusion mentale peut évoluer sans onirisme. Il en est ainsi dans la forme simple, asthénique, dans la confusion mentale primitive des premiers nosographes. L'onirisme est constitué lorsque, à la faveur de la confusion mentale qui supprime l'activité psychique supérieure et son pouvoir régulateur et inhibiteur, apparait l'exaltation des centres psychiques inférieurs plus ou moins subconscients, inconscients ou automatiques.

A la confusion mentale doivent être rapportés la perte du sens du réel, les troubles de la fonction mnésique et de la personnalité, la désorientation, etc...

A l'activité désordonnée des centres psychiques inférieurs et à leur exaltation pathologique se rapportent l'apparition d'un délire hallucinatoire aigu ou subaigu à la création duquel participent non seulement les hallucinations, mais encore l'exaltation imaginative mise en jeu par l'aptitude anxieuse.

L'onirisme n'est donc qu'une forme de confusion mentale compliquée de délire hallucinatoire.

*
**

Si l'onirisme peut être rapproché de la rêverie et du rêve, dans son mécanisme psycho-physiologique, il s'en distingue par des caractères importants.

La rêverie est un état psychologique dans lequel la suspension de la fonction psychique supérieure est volontaire; elle est dirigée, acceptée ou tolérée par le sujet; elle est de plus transitoire et peut cesser à tout instant, docile au caprice du rêveur. En outre elle n'abdique pas tout contrôle; et l'activité imaginative ne s'exerce que dans les limites et pour le temps qu'elle tolère.

Le sommeil est un état physiologique auquel s'abandonne d'ordinaire volontairement le sujet et d'où il sort facilement et sous l'influence des sollicitations extérieures souvent les plus légères; si l'activité subconsciente du rêve s'exerce en dehors de tout contrôle tant que dure le sommeil, elle s'évanouit brusquement au réveil qui ramène instantanément l'activité normale.

L'onirisme est au contraire un état pathologique qui s'impose brutalement au malade, et obscurcit sa conscience pendant un temps plus ou moins long. Les efforts du malade, les sollicitations extérieures ne réveillent pas ou ne réveillent que très incomplètement une fonction profondément altérée; le délirant onirique est livré à l'activité automatique, d'une façon passive, et ne peut être secouru ni par le retour de l'attention comme dans la rêverie, ni par le réveil comme dans le rêve. Et cependant les fonctions psychiques supérieures ne sont pas aussi complètement suspendues que dans la rêverie ou le rêve; leur déficience a plus de durée, mais moins d'intensité; mais ce qui reste d'elles ne fait qu'ajouter au trouble pathologique, car ce qu'elles apportent à l'activité générale n'est pas la perception claire et nette du réel comme dans l'état normal, mais un ensemble de perceptions confuses, troubles, incomplètes ou même erronées (illusions et interprétations fausses). Non seulement le contrôle ne s'exerce pas, mais il s'exerce à faux sur une activité automatique dont l'exaltation se traduit déjà par le délire et les hallucinations directement développées par la toxi-infection en cause. Il en résulte non une désagrégation psychique complète quoique momentanée entre les centres psychiques supérieurs et inférieurs, comme dans la rêverie et le rêve, mais une collaboration chaotique et désordonnée des deux systèmes également perturbés.

Et pourtant ces caractères différentiels qui séparent si nettement les formes typiques de l'onirisme, du rêve et de la rêverie s'atténuent, s'effacent et disparaissent dans la multitude des formes de passage qu'il est facile de retrouver. Combien de rêveries s'imposent irrésistiblement aux sujets surmenés, dans les phases de fatigue ou au cours de légers états infectieux, comme de véritables ébauches d'onirisme? Les rêvasseries du fébricitant somnolent sont-elles toujours plus près du rêve que de la rêverie? Les états hypnagogiques ne sont-ils pas les étapes qui conduisent insensiblement de la rêverie au rêve? Les cauchemars, souvent suivis de la persistance de l'anxiété au réveil, sont-ils si différents des épisodes nocturnes parfois si courts de l'onirisme alcoolique? Certains éléments de l'accès onirique ne laissent pas plus de traces dans la mémoire que les accès somnambuliques ou vigilambuliques, tandis que d'autres s'y fixent comme la plupart des rêves ordinaires.

Tous ces faits montrent combien il est difficile de fixer les limites de l'onirisme. Aussi est-ce de façon un peu conventionnelle que nous rejetterons du cadre de l'onirisme les états suivants bien qu'ils s'en rapprochent plus ou moins: distraction, rêverie, délires d'imagination, rêvasserie, extase, hypnagogisme, hypnopompisme, rêve, phénomènes de persistance, cauchemars, somnambulisme, vigilambulisme, états seconds, hypnotisme, etc...

Ce faisant, nous renoncerons à donner une individualité psychologique ou physiologique à l'onirisme; nous

nous contenterons de lui donner une individualité clinique, conformément aux enseignements de l'école de Bordeaux.

L'onirisme ainsi entendu est un syndrome qui peut se rencontrer au cours de tous les états toxi-infectieux quelles qu'en soient l'origine et la nature: surmenage, inanition, schocks émotionnels et traumatiques, infections aigues ou chroniques, exo ou auto-intoxications aigues ou chroniques.

Au point de vue clinique, il est constitué comme nous l'avons dit plus haut, par l'apparition, sur un fonds de confusion mentale, d'un délire hallucinatoire aigu ou subaigu, avec réactions émotives et motrices adéquates, dont la forme la plus habituelle est l'excitation anxieuse panophobique.

L'onirisme s'observe surtout en pratique dans les formes suivantes:

1° Ivresse délirante;
2° Accès subaigus de l'alcoolisme chronique;
3° Délires infectieux proprement dits;
4° Délires toxiques.

LES PSYCHOSES POST-ONIRIQUES

DÉFINITION — CLASSIFICATION

Pour pouvoir grouper en une même description nosographique les Psychoses post-oniriques, il convient d'abord de définir aussi exactement que possible ce qu'il convient d'entendre par ces termes.

Le mot psychose s'emploie surtout pour désigner les délires ou les états délirants plus ou moins durables. Mais il s'emploie aussi pour désigner de façon plus générale tout état psychopathique quels que soient ses caractères: transitoire ou durable, intense ou léger, grave ou bénin, et quelle que soit la prédominance des symptômes amnésiques, hallucinatoires, délirants, démentiels, etc... C'est dans ce second sens que nous l'entendrons.

Quant aux termes « onirisme » et « onirique » nous avons dit dans l'introduction quelle était leur signification clinique. Nous proposerons donc la définition suivante:

Dans le cadre des psychoses post-oniriques doit rentrer tout état psychopathique qui a les caractères suivants:

1° De ne pas exister avant l'accès onirique;

2° De succéder directement et immédiatement dans le temps à cet accès onirique;

3° D'emprunter tout ou partie des éléments du rêve onirique ou de ne se transformer que par une transition insensible;

4° D'affecter, en un mot, avec l'accès onirique initial des rapports tels qu'il paraisse invraisemblable de contester à l'accès onirique le rôle d'une cause étiologique importante et au moins occasionnelle.

Cette définition nous permet d'éliminer du cadre des psychoses post-oniriques un certain nombre de syndrômes qu'on pourrait être tenté d'y rattacher. Il en est ainsi en particulier pour tous les états psychopathiques dans lesquels un accès onirique survient à titre épisodique et représente une complication transitoire de l'affection en cours, et non un élément causal initial.

C'est le cas du délire alcoolique d'interprétation à forme jalouse et des démences toxiques, plus spécialement de la démence alcoolique.

Le délire alcoolique de jalousie est fréquemment accidenté d'épisodes oniriques, mais presque toujours le délire de jalousie s'est développé sous l'influence directe de l'intoxication chronique et participe des troubles du caractère et de l'état mental spécial du toxicomane. Il peut soit précéder les accès oniriques, soit apparaître plus ou moins longtemps après eux. Délire de jalousie et accès oniriques sont deux manifestations symptomatiques d'une même cause toxique, mais peuvent ne pas coexister, ou, s'ils coexistent, ne pas dépendre l'un de l'autre.

Il en est de même de la démence alcoolique et de toutes les démences toxiques. La démence alcoolique peut survenir et survient souvent en fait, chez des buveurs d'habitude exempts de manifestations oniriques franches et dépend des lésions méningées et vasculo-conjonctives de l'alcoolisme chronique.

C'est pourquoi nous éliminerons le délire alcoolique de jalousie et les démences toxiques du cadre des psychoses post-oniriques.

Toutefois, il est incontestable que si l'onirisme n'est pas une cause occasionnelle directe des délires de jalousie ou des démences d'origine toxiques, il peut cependant soit s'incorporer en tout ou partie à ces états délirants et démentiels, soit leur apporter un élément surajouté de trouble et d'aggravation. On sait par exemple que la démence alcoolique s'aggrave suivant une courbe irrégulière et saccadée parallèle le plus souvent à l'apparition des accès subaigus.

Il est même permis d'ajouter qu'il n'y a pas de psychopathie qui ne puisse être accidentellement compliquée d'accès confusionnels oniriques. Il n'est pas exceptionnel en particulier d'en observer dans l'évolution de la démence sénile, de la paralysie générale, de l'épilepsie, de la démence hébéphréno-catatonique, etc... Si d'ordinaire ils y apparaissent comme des épisodes transitoires et disparaissent sans laisser de traces, ils peuvent dans certains cas soit être le point de départ de quelques idées délirantes éphémères, soit enrichir un délire déjà existant.

C'est pourquoi tout en éliminant ces appoints oniriques du cadre des psychoses post-oniriques proprement dites, nous les passerons cependant rapidement en revue, dans un chapitre annexe sous le titre de « Appoints post-oniriques dans les psychopathies ».

Le problème de la délimitation exacte du cadre des « Psychoses post-oniriques » est beaucoup plus complexe dans d'autres cas, dans lesquels l'onirisme survient dès le début de l'évolution d'une psychopathie de telle sorte qu'il est malaisé de dire si la psychopathie préexistait à l'accès onirique qui ne serait dans ce cas qu'une des diverses manifestations symptomatiques précoces de la psychose et non un de ses éléments étiologiques, ou si au contraire l'accès onirique était la manifestation primitive et initiale qui a déclanché à sa suite l'évolution d'une psychopathie durable. La difficulté se pose surtout au sujet des formes dites post-confusionnelles de la démence précoce. Nous y reviendrons longuement plus loin, non pour apporter une solution, tâche beaucoup trop difficile, mais pour poser les éléments du problème aussi complètement et aussi exactement que possible dans l'état actuel de nos connaissances.

Les états psychopathiques qui font partie du cadre des « Psychoses post-oniriques » ne possèdent pas d'individualité clinique suffisamment fixe et nette pour qu'on puisse en faire une classification exacte, précise et rationnelle.

Ils sont reliés entre eux par une chaîne ininterrompue de formes intermédiaires; ils peuvent s'associer en combinaisons multiples et variées; ils peuvent enfin se transformer les uns dans les autres par des transitions plus ou moins insensibles. Pour toutes ces raisons la classification que nous proposons, pour les besoins didactiques, ne peut être que schématique et conventionnelle.

Cette classification repose sur une première division qui nous paraît exacte pour la très grande majorité des cas et qui oppose à des états psychopathiques transitoires des états psychopathiques durables.

Les premiers sont non seulement transitoires et par conséquent de pronostic bénin, mais encore ils sont fréquents, font en quelque sorte partie de l'évolution habituelle des accès oniriques et ont une signification à la fois psychologique et pathologique.

Les seconds sont au contraire durables, passent souvent à l'état chronique, peuvent évoluer vers la démence et comportent toujours par conséquent un pronostic réservé. Ils sont, en outre, assez rares par rapport à la fréquence des accès oniriques. Ils ont enfin une signification franchement pathologique.

PSYCHOSES POST-ONIRIQUES

A. — *Etats psychopatiques transitoires*

1° Phase de réveil du délire onirique;
2° Idées et délires fixes post-oniriques.

B. — *Etats psychopatiques durables*

a. — *Forme délirante et hallucinatoire*

1° Délires permanents post-oniriques;
2° Psychose hallucinatoire post-onirique.

b. — Forme amnésique

Amnésie rétro-antérograde continue (type Korsakoff).

c. — Forme démentielle

Confusion mentale chronique ou démence précoce?

APERÇU HISTORIQUE

L'histoire des psychoses post-oniriques est de date relativement récente.

Delasiauve, dans l'étude de la confusion mentale, disait: « A la suite de la confusion mentale, il reste certaines impressions délirantes qui survivent à l'amélioration cérébrale et deviennent la base d'un véritable délire partiel ». (1).

Falret, faisant allusion au délire de persécution alcoolique indiquait la nécessité d'édifier l'histoire de ces délires qui « sont souvent confondus, même par les praticiens les plus exercés, avec la mélancolie anxieuse ou avec le délire de persécution classique ». (2).

Magnan a plus nettement en vue les formes délirantes post-oniriques: « L'alcoolique simple, dit M. Magnan, se laisse facilement persuader, après quelques jours d'abstinence, du caractère pathologique de ses sensations. Chez les alcooliques prédisposés de par l'hérédité psychopathique. le délire persiste après les accidents aigus. Sur l'accès de délire alcoolique viennent se greffer des troubles sensoriels très intenses, des idées plus ou moins systématisées de persécution qui peuvent subsister durant des mois entiers. » (3).

Chaslin historiographe, après Delasiauve, de la confusion mentale, partage l'opinion de ce dernier sur l'existence des psychoses post-confusionnelles. Il cite une observation de Séglas dans laquelle il s'agit d'une psycose systématisée secondaire à prédominance d'idées hypocondriaques, plus particulièrement d'idées de négation (4).

(1) Delasiauve, Journal de Médecine mentale, tome IV, page 68, 1864.
(2) Falret, Annales médico-psychologiques, n° 1, Page 95, 1890.
(3) Magnan et Sérieux, Délire chronique, page 115.
(4) Chaslin, Annales médico-psychologiques, n° 11, page 264, année 1892.

Séglas, lui-même, dans ses leçons sur la confusion mentale a longuement insisté sur l'amnésie, rétro-antérograde continue post-confusionnelle et montre l'identité de cette forme amnésique et des formes décrites sous le nom de syndrome de Korsakoff.

Régis (1), au Congrès de Marseille, s'exprime ainsi au sujet des délires post-confusionnels:

« Mais on observe aussi des délires systématisés à la suite d'une confusion mentale vraie et ici, deux cas peuvent se présenter. Tantôt il s'agit de délires systématisés secondaires nettement vésaniques, succédant, chez des prédisposés, à un accès de confusion plus ou moins long; tantôt il s'agit d'une confusion mentale qui, en disparaissant, a laissé chez le sujet des reliquats monoïdeiques souvent tenaces et systématiques, tout comme les états seconds laissent après eux des idées fixes post-hypnotiques. De même que ces derniers, les idées fixes post-confusionnelles peuvent disparaître par la psychothérapie et la suggestion. »

Régis (2) est revenu dans la suite, très longuement sur le délire onirique, auquel il a donné son nom et a insisté particulièrement sur les séquelles que représentent les idées fixes post-oniriques ainsi qu'il les a appelées. Tout récemment, il a consacré un très intéressant travail à la phase de réveil du délire onirique.

Anglade, dans son remarquable rapport sur les délires systématisés secondaires, fait une place aux délires systématisés secondaires aux intoxications et, sans apporter de cas personnels, fait un historique assez long sur les délires secondaires alcooliques.

Ballet (3), au Congrès de Marseille, s'exprimait ainsi: « Quelquefois, quand le délire onirique s'est dissipé, il laisse après lui une ou deux idées fausses qui subsistent quelque temps (quelques jours ou quelques semaines) dans la conscience comme y subsiste le souvenir d'un rêve inconscient.

(1) Régis, discussion du rapport d'Anglade, Congrès de Marseille, 1899.
(2) Régis, Phase de réveil du délire onirique, Encéphale, 10 mai 1911.
(3) Gilbert Ballet, Congrès de Marseille, 1899, page 280.

Vallon (1), dans la même discussion, a rapporté une observation intéressante. Il ajoute: « On peut rapprocher de la forme délirante écrite par M. Gilbert Ballet dans la psychose polynévritique, certains cas d'alcoolisme aigu. Il n'y a rien d'étonnant à cette analogie symptomatique puisque l'alcoolisme est aussi une intoxication. Baillarger comparait ces cas à une pièce d'eau gelée qui se désagrège sous l'action du soleil et où quelques îlots de glace seuls surnagent. Cette comparaison fait bien comprendre ce qui se passe après ces accès d'alcoolisme subaigu où le délire se désagrège peu à peu laissant subsister pendant quelque temps quelques reliquats, parfois une seule idée délirante ».

Garnier (2), dans « la Folie à Paris », a publié une observation d'ivresse délirante dont la phase de réveil s'est faite progressivement comme dans les accès subaigus.

Klippel (3) et son élève Trenaunay ont insisté sur l'origine onirique de certains délires. Il est vrai qu'ils ont étendu le sens du mot onirique au rêve proprement dit et à d'autres états plus ou moins proches du rêve. Du « délire systématisé de rêve à rêve de Klippel », il faut rapprocher le « délire systématisé onirique » de G. Ballet (4).

Vigouroux (5) dans son article sur les « Délires de rêve » et Laignel Lavartine (6) dans son article sur la « Séméiologie des rêves », font tous deux allusion aux états délirants secondaires.

Legrain (7) a consacré une longue étude à ce qu'il a appelé « les délires à éclipse ». Ce sont des délires qui surviennent sous la forme d'épisodes oniriques, récidivant dans les mêmes conditions quant au contenu des troubles délirants et psycho-sensoriels, et dans l'inter-

(1) Vallon, Congrès de Marseille, 1899, page 210.
(2) Garnier, La folie à Paris, Paris 1890.
(3) Klippel. Revue de Psychiâtrie, 1911.
(4) Ballet, Bulletin médical, novembre 1911.
(5) Vigouroux, 1901.
(6) Laignel Lavastine, Gazette des Hôpitaux, 1910.
(7) Legrain, Les folies à éclipse.

valle desquels subsiste d'une façon permanente la croyance à la réalité des faits rêvés.

Dupré et René Charpentier ont rapporté dans l'Encéphale (1908) un cas très curieux et très intéressant de Délire fixe post-onirique.

En Allemagne, la plupart des auteurs ont également fait allusion à l'évolution fréquente d'un délire hallucinatoire aigu d'origine toxique vers un délire systématisé secondaire. Tels sont : Westphal, Krafft-Ebing, Kræpelin, Meynert et Schule, qui dit notamment : « Ces paranoïas aiguës versent naturellement dans la paranoïa secondaire, autrement dit dans les délires systématisés secondaires ».

Deux auteurs russes, Soukhanoff et Wedensky (1) ont donné une observation d'hallucinose post-onirique sous le nom de « délire alcoolique continu ».

Dans ces dernières années les observations de psychoses post-oniriques se sont multipliées. Nous citerons les observations de Delmas et Gallais (2), Vallon et Bessière (3), Chaslin et Collin (4), Barbé (5), Marchand et Usse (6), Vallon et Sengès (7), Mallet (8), Livet (9), Régis (10), Delmas et Boudon (11), etc...

Nous signalerons enfin la thèse toute récente d'Allamagny sur les « Séquelles de l'onirisme alcoolique » (12).

(1) Soukhanoff et Wedensky, Délire alcoolique continu, Revue neurologique, 1904, page 750.
(2) Delmas et Gallais, Délire systématisé secondaire post-onirique, Encéphale, 10 novembre 1911
(3) Vallon et Bessière, Guérison tardive d'une psychose hallucinatoire chronique, Encéphale, 10 avril 1912.
(4) Chaslin et Collin, Idées fixes de grandeur, suite de délire de rêve tendant à la systématisation, Encéphale, 10 avril 1909.
(5) Barbé, La psychose hallucinatoire chronique tardive des alcooliques, Encéphale, 10 novembre 1912.
(6) Marchand et Usse, Dipsomanie ; psychose hallucinatoire chronique, Encéphale, 10 février 1913.
(7) Vallon et Sengès, Psychose hallucinatoire à début tardif chez un alcoolique chronique, Encéphale, 10 juin 1913.
(8) Mallet, Sur un cas de délire rétrospectif chez un alcoolique, Encéphale, 10 juin 1913.
(9) Livet, Délire de possession post-onirique chez un arabe, Encéphale, janvier 1914.
(10) Régis, Un cas de délire post-onirique, Société de médecine de Bordeaux, 20 février 1914.
(11) Delmas et Boudon, Délire permanent post-onirique, Encéphale, 1911.
(12) Allamagny, Thèse, Paris, 1914.

ÉTATS PSYCHOPATHIQUES POST-ONIRIQUES TRANSITOIRES

PHASE DE RÉVEIL DU DÉLIRE ONIRIQUE

Régis, dans la très intéressante étude qu'il a faite de la phase de réveil du délire onirique, distingue trois temps que nous pensons pouvoir schématiser ainsi, tout en restant fidèle à la pensée de l'auteur:

1er temps. — L'onirisme est passé; mais le malade croit à la réalité de tout ou partie des faits par lui rêvés.

2e temps. — La croyance n'est plus absolue, irréductible. Il y a des alternatives de doute et d'hésitation en rapport parfois avec de brèves récidives oniriques.

3e temps. — Le malade revient nettement à lui, parfois tout d'un coup, et abandonne définitivement toute croyance erronée.

Nous ferons à la description de Régis les plus larges emprunts. Toutefois, nous y apporterons quelques modifications. En particulier, nous opposerons à la forme de réveil progressif que l'auteur a décrite, une forme plus rare, caractérisée par un réveil brusque.

La division que nous proposons nous paraît correspondre à l'évolution clinique habituelle de la plupart des cas que nous avons observés ou dont nous avons dépouillé les observations. Toutefois, il convient de reconnaître que toute division est un peu schématique, que beaucoup de cas sont marqués par une marche tout à fait irrégulière et que d'autres sont d'interprétation difficile en raison de reprises, de récidives, d'appoints ou de transformations complexes.

Premier type de réveil : Réveil brusque

Le réveil brusque est, à la vérité, assez rare. Il survient dans les conditions suivantes.

L'onirisme, après avoir atteint son acmé, entre en voie de décroissance. Il y a une activité moins grande des hallucinations, une atténuation de l'agitation anxieuse et panaphobique et de courts moments de calme. Puis, tout à coup, le malade épuisé tombe dans un sommeil d'abord agité, puis profond. Ce sommeil dure parfois douze heures ou même plus et le malade se réveille débarrassé de toute manifestation onirique.

Il y a, à ce moment, chez le malade de l'obtusion, de la confusion, de la désorientation. Mais assez rapidement, soit spontanément, soit aidé par l'entourage, il se remémore, avec plus ou moins de précision, le rêve qu'il a vécu dans les jours précédents.

Il est exceptionnel, dans le cas de réveil brusque, que le malade n'acquière pas très vite le sentiment qu'il a vécu un rêve pathologique et que l'on observe, chez lui, soit la survivance d'une conviction délirante, soit même une période d'hésitation ou de doute. Si l'on en observe, ce n'est en tous cas que pour un temps très court et on peut dire à cet égard et par rapport à la phase du réveil progressif, que nous étudierons plus loin, que *le malade brûle les étapes.*

Le réveil brusque après une période de sommeil, est la règle dans l'ivresse délirante qui représente une forme un peu spéciale de l'onirisme. A la suite de l'ivresse délirante il peut y avoir une amnésie complète et totale du rêve pathologique, exactement localisée à toute la période onirique, c'est-à-dire une amnésie du type lacunaire.

Le réveil brusque après une phase de sommeil, se rencontre aussi, quoique plus rarement, dans les délires oniriques autres que l'ivresse délirante. Et, dans ce cas, l'amnésie des faits se rapportant au rêve pathologique est une amnésie partielle et incomplète du type postconfusionnel, comme nous le verrons plus loin.

Deuxième type de réveil :

Réveil progressif (forme habituelle)

1er temps. — L'accès onirique après avoir subi d'ordinaire une phase d'aggravation progressive ou brusque atteint son acmé et s'y maintient pendant un temps variable, plusieurs jours d'ordinaire. Puis il entre dans une phase de décroissance qui représente le premier temps de la phase de réveil et qu'il est intéressant de suivre dans son évolution progressive.

Après plusieurs jours d'agitation inquiète ou même anxieuse et de délire hallucinatoire à peu près incessant, on voit survenir des phases d'accalmie avec somnolence agitée et suspension des hallucinations, du délire et de l'anxiété. Ces phases d'accalmie sont d'abord très courtes et très espacées; elles deviennent ensuite plus longues et plus rapprochées. Il y a à partir de ce moment une défervescence en lysis, une alternance entre les retours d'activité onirique et les moments de calme.

Les récidives oniriques quand elles surviennent ne diffèrent pas, l'intensité des troubles exceptée, de l'onirisme de la période d'état.

Les phases d'accalmie au contraire doivent être distinguées des courtes interruptions qui séparent les poussées hallucinatoires du rêve onirique à son acmé. Elles en diffèrent par leur durée et leur fréquence de plus en plus grandes. Elles en diffèrent aussi par ce fait que le malade sort nettement de l'activité onirique et ne parle plus qu'au passé et non plus au présent du contenu du rêve. Les ennemis sont venus, l'ont menacé ou frappé; mais ils ne sont plus là; ils sont partis; il leur a échappé.

Dans ces phases d'accalmie, alors que le rêve semble s'achever, il y a chez le malade une conviction absolue dans la réalité du rêve hallucinatoire. Et non seulement le malade croit à l'objectivité des scènes oniriques vécues, mais encore conserve l'état émotif pénible sur lesquels elles ont surgies.

D'ailleurs, même dans ces phases d'accalmie, l'état de confusion fondamental et primitif persiste; le malade reste obnubilé, désorienté et incapable d'un véritable effort critique.

Et cependant, insensiblement et au fur et à mesure que s'accroissent en fréquence et en durée, les moments d'accalmie, le malade devient un peu accessible aux suggestions et aux encouragements de l'entourage. Certes, on n'arrive pas à le rappeler encore au sentiment du réel et à lui faire admettre la nature morbide de son rêve; mais on atténue l'état d'émotivité inquiète, on calme la frayeur, on ramène un peu de confiance. Il n'est pas exceptionnel même, surtout au terme de ce premier temps de la phase de réveil, que l'on arrive à ébranler la conviction délirante et à jeter le doute dans l'esprit du malade.

Toutefois à chaque reprise onirique, la conviction délirante à peine entamée revient entière et les oscillations qui rythment cette sorte de balancement mental peuvent se prolonger ainsi plusieurs jours.

Au terme ultime de cette évolution les récidives oniriques finissent par ne survenir que la nuit; il y a ainsi souvent un état onirique nocturne alternant avec un état diurne de conscience relative; cette alternance rappelle celle qui se produit souvent à la période prodomique de l'accès onirique qui finit alors comme il a commencé.

C'est pendant cette fin du premier temps et à l'occasion des éclaircies diurnes que le malade commence à être le plus nettement accessible aux suggestions et que le doute parvient quelques fois à ébranler momentanément la conviction erronnée.

C'est à cette fin du premier temps que nous rapporterions volontiers les descriptions que Régis rapporte au deuxième temps de sa division. « Un matin le malade accepte la rectification; il avoue s'être trompé, avoir été le jouet d'une illusion, d'une fantasmagorie, d'un rêve; il déclare ne plus ajouter foi à tel événement, à telle mort, qu'il sait imaginaire. Quelques heures après, il croit de nouveau à la réalité de cet événement, de cette mort et on ne parvient pas à le détromper. Ce balancement mental peut se renouveler successivement à plusieurs reprises. Il paraît dû plutôt à l'influence suggestive de récidives oniriques, ressuscitant chaque fois dans la conscience le fait déjà reconnu faux, qu'à l'alternance dans l'esprit du sujet de raisonnements sains et de raisonnements morbides. »

Ce qui caractérise donc le premier temps de la phase de réveil c'est, d'une part, la persistance de l'onirisme, mais d'un onirisme qui s'efface progressivement par une défervescence en lysis et qui, semblable à une lampe qui s'éteint, vacille et projette encore quelques lueurs intermittentes avant de s'évanouir tout à fait; c'est, d'autre part, le retour oscillant, mais de plus en plus stable, d'une conscience qui, quoique trouble encore, annonce son réveil.

Quant à la conviction délirante dans la réalité du rêve hallucinatoire, ce qui la caractérise dans ce premier temps, c'est sa persistance absolue, irréductible et complète non seulement pendant les récidives oniriques mais encore pendant les phases d'accalmie.

Ce n'est qu'à la fin de ce premier temps que l'on peut voir quelquefois la conviction *momentanément* ébranlée.

Deuxième temps. — Le deuxième temps commence avec la disparition complète et définitive de l'onirisme. Il n'y a plus, même de façon épisodique, ni hallucinations, ni transformation du milieu; il n'y a plus de rêve délirant actif, actuel.

Le malade n'est cependant pas guéri et présente encore un ensemble de troubles dans lesquels nous distinguerons la confusion mentale, l'émotivité, l'amnésie et la conviction délirante.

La confusion mentale, trouble fondamental et primitif, non seulement précède l'onirisme, mais encore lui survit un certain temps. ..u cours du rêve hallucinatoire, le malade avait perdu le contact avec la réalité, et vécu dans le monde chimérique créé par ses hallucinations. Sorti du rêve, il reprend contact avec la réalité, mais il ne reprend ce contact que lentement, péniblement, progressivement. Il reste encore hébété, obnubilé, obtus; l'idéation est lente, pénible; la compréhension difficile, incomplète. L'effort à faire pour sortir de la désorientation et reprendre le sentiment du réel, est considérable, et le malade est incapable de le faire rapidement et complètement; la fatigue apparait vite; l'impuissance persiste un certain temps.

A la confusion mentale se relient *l'émotivité* et *l'amnésie*. Incapable de corriger d'emblée l'impression des scènes terrifiantes qu'il a vécues, impuissant à reprendre nettement conscience, le malade conserve la tristesse du passé et l'inquiétude du présent. Même après la disparition des hallucinations pénibles, il persiste de la frayeur qui prolonge dans la phase de réveil l'anxiété panophobique de l'état hallucinatoire et qui vient accroître l'insécurité d'un sujet encore incomplètement réadapté au milieu réel.

L'amnésie est à cette période de la phase de réveil le trouble le plus intéressant à étudier. On décrit souvent cette amnésie comme un type d'amnésie lacunaire. Il est fâcheux que la terminologie des différents auteurs ne soit pas à ce point de vue absolument conforme. Tantôt l'amnésie lacunaire est considérée comme une amnésie localisée, complète et totale. Elle est nettement localisée, c'est-à-dire qu'elle porte sur une période nettement déterminée et se situe exactement entre deux souvenirs précis dont l'un est le dernier des souvenirs antérieurs à la période amnésique et dont l'autre est le premier des souvenirs fixés après cette même période. Elle est complète et totale, en ce sens que des faits situés dans la période amnésique, il n'en subsiste absolument aucun. C'est bien alors un grand trou dans le souvenir, une véritable lacune.

L'amnésie épileptique est le type de ces amnésies lacunaires.

Tantôt on fait rentrer dans l'amnésie lacunaire, des amnésies mal localisées et incomplètes; des amnésies qui sont localisées en ce sens qu'elles se rapportent à une période déterminée de l'existence, mais qui sont mal localisées en ce sens qu'elles débutent et se terminent de façon imprécise et par une dégradation insensible de l'activité mnésique; l'amnésie ne se situe pas dans ce cas là entre deux souvenirs précis. Elles sont incomplètes en ce sens que si les souvenirs de la période amnésique sont perdus en grand nombre, il peut en subsister cependant quelques uns... *rari nantes, in gurgite vasto...*

Ce n'est plus alors à proprement parler un grand trou dans le souvenir; ce n'est plus une lacune réelle.

La première définition nous paraît la meilleure, et c'est dans ce sens que nous emploierons le terme lacunaire.

C'est dans ce sens que nous dirons que l'amnésie de la phase de réveil post-onirique (1) n'est pas d'ordinaire une amnésie lacunaire. Il peut bien arriver qu'à l'acmé de l'activité onirique les troubles soient tellement intenses qu'il y ait là une période dont l'évocation paraisse entièrement négative. Ces faits sont rares; mais même lorsqu'ils existent la période qui serait complètement amnésique d'une part, se relie par une dégradation insensible avec les périodes non complétement amnésiques dont l'une la précède et dont l'autre la suit: ce n'est donc pas une amnésie à localisation absolument précise; d'autre part il est tout à fait exceptionnel que cette amnésie soit tout à fait complète et qu'il ne subsiste pas de la période amnésique quelques faits imprécis ou quelques résidus si minimes soient-ils dont le souvenir ne puisse être évoqué ultérieurement.

Cette amnésie est assez complexe. Elle est à la fois confusionnelle et post-confusionnelle. D'une part, elle est constituée par une déficience mnésique actuelle en rapport avec la persistance d'un certain degré de confusion

(1) L'amnésie de la phase de réveil qui est limitée aux faits de la période onirique, doit être distinguée des altérations graves de la mémoire qui donnent naissance aux amnésies antérogrades durables post-oniriques que nous étudierons plus loin.

mentale. Comme dans tous les états de confusion, la mémoire participe de l'obtusion et du ralentissement de toutes les fonctions psychiques. Cette amnésie *confusionnelle* est due à un défaut de fonctionnement actuel de la mémoire et est marquée par une diminution à la fois du pouvoir d'assimilation des faits actuels et d'évocation des faits anciens. C'est en raison de la disparition de cette amnésie confusionnelle que certains faits non évoqués actuellement le seront cependant plus tard par une sorte *d'évocation retardée.*

D'autre part, l'amnésie de la phase de réveil est encore et surtout constituée par l'impossibilité d'évoquer complètement et nettement les faits de la période onirique. Même lorsque se sera dissipé tout reste de confusion et que la mémoire aura repris ses aptitudes normales, la perte plus ou moins incomplète des souvenirs de la période onirique persistera. Cette amnésie *post-confusionnelle* ne dépend pas d'une altération actuelle du fonctionnement mnésique; c'est une amnésie d'évocation localisée à la période onirique antérieure.

L'amnésie post-confusionnelle n'est pas d'ordinaire une amnésie du type lacunaire. Si elle est plus ou moins bien localisée, elle n'est ni complète ni totale; le malade n'a pas perdu le souvenir entier de la phase onirique dont il sort; mais il ne se la rappelle que partiellement, incomplètement, confusément.

Parmi les faits de la phase onirique, il convient de faire, à cet égard, une discrimination souvent fort difficile.

Il est un premier groupe de faits qui n'ont pas été fixés. Le fonctionnement mnésique pendant l'onirisme est souvent assez troublé pour que le malade ne puisse fixer tous les faits dont il est le témoin ou ceux dans lesquels il est acteur et cela soit parce que le degré de la confusion ne lui permet pas de les assimiler, soit parce que les hallucinations les transforment ou s'interposent devant eux comme le ferait un écran. Ces faits là sont irrémédiablement perdus pour le souvenir. Mais — et ceci est important pour distinguer l'amnésie post-confusionnelle de l'amnésie lacunaire — ces faits d'ordinaire sont épars, disséminés tout au long de l'évolution de l'accès, s'intercalent avec d'autres faits fixés et ne constituent donc pas à proprement parler une lacune dans le souvenir.

Dans un autre groupe, doivent prendre place tous les faits qui ont été fixés. Mais ces faits fixés n'ont pas tous la même valeur au point de vue du pouvoir mnésique. Pour les interpréter exactement, il faut se rappeler, qu'au moment où nous nous plaçons, le malade n'est pas encore sorti de la confusion et que la fonction mémoire comme les autres fonctions est chez lui en phase de réveil.

C'est pourquoi, parmi les faits fixés, il en est que le malade peut évoquer actuellement. Mais il ne les évoque qu'imparfaitement; ils lui apparaissent comme à travers un voile, et ce caractère d'imprécision et de vague caractérise précisément l'amnésie confusionnelle.

Il en est d'autres qu'il ne peut actuellement évoquer; mais qui ont bien été fixés, puisqu'il pourra les évoquer plus tard au fur et à mesure que se dissipera la confusion. Toutefois ces faits ne seront évoqués eux aussi que de façon vague et confuse.

Ce travail *d'évocation retardée* peut-être accompli par les efforts personnels du malade et les faits momentanément perdus et secondairement récupérés, sont alors évoqués spontanément par le malade.

D'autrefois le travail *d'évocation retardée* n'est plus accompli par un malade livré à ses propres moyens; il est accompli en collaboration avec l'entourage et les faits momentanément perdus et secondairement récupérés, sont alors évoqués par une sorte de rééducation.

Cette rééducation peut intervenir non seulement pour aider le malade à récupérer des souvenirs momentanément perdus, mais encore pour lui apprendre des faits qu'il n'a nullement fixés. Les récits de l'entourage qui reconstituent pour le malade amnésique l'accès onirique, évoquent des faits qui n'avaient point été assimilés par lui. Les faits de ce dernier groupe sont des faits ni fixés primitivement, ni récupérés, mais secondairement appris. Or le malade est souvent incapable de discerner plus tard par quel mécanisme ces faits sont passés dans son souvenir et en vient à les considérer comme ayant été véritablement fixés par lui, dans le temps même où ils se sont produits.

Quelle que soit l'interprétation de tous ces faits de mémoire au point de vue du mécanisme psychologique de leur évocation ultérieure, ils ont tous un caractère commun; c'est de n'être évoqués que de façon vague et confuse. S'il en est parmi eux qui paraissent à peu près nets et précis dans l'esprit qui les évoque, ce sont de beaucoup les moins nombreux; presque tous gardent un caractère d'imprécision et de flou.

L'amnésie d'évocation sur laquelle nous venons d'insister porte aussi bien sur les faits exacts et réels que sur les faits hallucinatoires et imaginaires du rêve onirique.

De telle sorte que le réveil du délirant onirique comporte non seulement l'évocation des faits de la période du rêve, mais encore le discernement entre les faits réels qui ont eu une existence objective et les faits irréels du rêve.

On comprend combien ce travail peut dans certains cas être imparfaitement effectué par un malade encore confus et amnésique.

Du fruit de ce travail dépend l'état de la conviction délirante dans le deuxième temps de la phase de réveil.

Dans le premier temps, nous l'avons vu, le malade conservait la croyance à la réalité des scènes oniriques. Si dans les moments d'accalmie le doute avait tendance à naître, la conviction renaissait vite sous l'influence suggestive des récidives oniriques. Dans le deuxième temps, l'onirisme est définitivement dissipé; il n'y a plus de récidives. Aussi le doute apparaît, persiste, et peu à peu tend à rectifier les croyances erronées.

Ce travail de rectification se fait lentement, progressivement, par étapes. Il se fait parallèlement:

1° à l'effacement de la confusion résiduelle qui permet l'exercice normal du jugement;

2° au retour du pouvoir mnésique d'évocation qui apporte les éléments de comparaison et d'appréciation. L'évocation dans ce cas procède souvent par étapes; tantôt elle ressuscite des images de scènes hallucinatoires dont la netteté et l'impression vive un moment ranimée relève un court instant la conviction ébranlée; tantôt elle ressuscite brusquement au groupe de faits réels qui font à nouveau chanceler la conviction. Au total, ces oscillations acheminent le malade vers une rectification de plus en plus complète et effritent graduellement le bloc primitif des croyances erronées.

Ce travail de rectification est fait en grande partie spontanément par le malade. Il est fait, pour une autre part, sous l'influence de la collaboration active de l'entourage.

La rééducation du malade par l'entourage tient une place considérable dans la phase de réveil. Au témoignage intéressé et partial du malade, l'entourage oppose son témoignage désintéressé et impartial et a sa conviction fausse dans le roman délirant le récit exact et authentique de la période onirique. Cette rééducation s'exerce à la fois sur la confusion qu'elle tend à dissiper; sur la persistance des craintes anxieuses qu'elle calme; sur les défaillances de la mémoire qu'elle corrige et supplée et enfin et surtout sur les convictions rétrospectives fausses qu'elle rectifie.

La rééducation par l'entourage s'appuie non seulement sur le témoignage de ceux qui ont assisté le malade pendant la période onirique, mais encore sur l'invraisemblance à priori des convictions et parfois aussi par la démonstration matérielle de cette invraisemblance. C'est ce qui se produit quand le malade est mis en présence de la personne qu'il croit morte ou qu'il croit avoir tuée.

Quand la démonstration matérielle peut être ainsi donnée, on voit parfois la conviction délirante tomber brusquement, de façon rapide ou même instantanée.

Mais la plupart du temps cette démonstration matérielle est impossible; la conviction délirante ne s'efface que progressivement et par degré; le doute et l'hésitation se produisent successivement pour chaque partie du rêve; la conviction n'abandonne un des faits irréels que pour se raccrocher à d'autres jusqu'à ce que tombe le dernier d'entre eux. De telle sorte que ce qui caractérise ce deuxième temps de la phase de réveil c'est d'une part le retour progressif de la conscience, de l'humeur tranquille et confiante et du pouvoir mnésique; c'est, d'autre part, la disparition successive des convictions délirantes qui passent par les étapes suivantes: doute, hésitation, rectification.

Troisième temps. — Ce temps est marqué par la disparition complète de la confusion, de l'émotivité et des convictions erronées, et par le retour complet à la conscience. Ce temps n'a qu'une existence virtuelle et correspond au passage du dernier stade du réveil à la guérison.

Mais si le malade est désormais présent au milieu, a repris l'exercice normal de ses facultés et fait la critique exacte de l'état pathologique qu'il a traversé, il lui reste cependant une amnésie plus ou moins complète des faits qui se rapportent à la période du rêve. De ces faits il en est qui n'ont pas été fixés et sont pour toujours perdus. Pour ceux-là il y a amnésie complète et définitive. Certains d'entre eux, d'ailleurs, peuvent être appris secondairement par la rééducation de l'entourage. Il en est d'autres — c'est le plus grand nombre — qui ont été fixés et acquis au souvenir avec ou sans évocation retardée. Pour ceux-là — ou en tout cas pour la très grande majorité de ceux-là — il y a amnésie à forme post-confusionnelle, en ce sens qu'ils ne sont évoqués que d'une façon imprécise et plus ou moins confuse.

La durée de l'évolution de la phase de réveil, à type progressif, est extrêmement variable suivant les cas.

La rapidité de cette évolution dépend, en général, de plusieurs facteurs. Elle dépend en premier lieu de la gravité et de la durée non seulement de l'onirisme mais encore de la confusion mentale sous-jacente à l'onirisme

Elle dépend aussi du retentissement émotionnel provoqué par le caractère plus ou moins terrifiant des scènes oniriques. Régis rapporte et confirme à cet égard l'opinion de Maine de Biran. Elle dépend, enfin, des conditions plus ou moins favorables dans lesquelles s'opère la rééducation par l'entourage.

Dans certains cas cette évolution se fait en un ou deux jours; le plus souvent elle se prolonge pendant près d'une semaine.

Mais à côté de la phase de réveil de durée moyenne il existe des formes traînantes et prolongées de réveil, dans lesquelles la persistance prédominante soit de l'amnésie, soit de l'émotivité, soit des convictions erronées s'associe à la persistance du syndrome physique et achemine le malade par une transition insensible vers les séquelles durables à forme délirante, amnésique ou démentielle que nous étudierons plus loin.

***

Dans tout ce qui précède, nous n'avons eu en vue que les manifestations psychiques. Il est intéressant cependant de marquer le parallélisme étroit qui existe entre l'amélioration psychique d'une part et l'amélioration physique d'autre part.

Le syndrome physique toxi-infectieux préexistant à l'état onirique persiste à un certain degré au début de la phase de réveil. Il s'améliore progressivement et de même que l'onirisme est secondaire à l'état somatique, de même la disparition progressive des troubles mentaux pendant la phase de réveil, dépend de la disparition progressive des symptômes physiques.

A cet égard il est deux indications pronostiques tirées de l'état physique sur lesquelles il convient d'insister.

Vigouroux et ses élèves ont montré que la glycosurie alimentaire, symptomatique de l'insuffisance hépatique, existait surtout dans les cas où le délire onirique revêtait une certaine gravité et ne s'améliorait que lentement.

Régis, de son côté, a insisté sur l'importance de la courbe urinaire. Tant que les urines restent rares et foncées le pronostic doit rester réservé, même en présence d'une atténuation notable des perturbations mentales. La crise urinaire, lorsqu'elle se produit, marque la guérison et permet d'écarter les craintes de récidives oniriques. Ainsi que le dit très justement Régis, le pronostic se fait « le bocal d'urines en main ». Klippel a écrit dans le même sens: « L'examen de la langue nous indiquait par avance l'état cérébral du malade dans les moments lucides, l'état saburral nous faisait prévoir la prolongation du délire, et celui-ci n'a pris fin que lorsque la langue est redevenue normale ».

En terminant l'étude de la phase de réveil du délire onirique, Régis discute le point de savoir si la phase de réveil « fait partie de l'accès onirique ou de la guérison qui le suit, en d'autres termes si c'est un phénomène morbide ou un phénomène physiologique. »

Régis se prononce nettement pour la première interprétation.

« A mon avis, dit-il, on ne saurait s'y tromper. Au moment où le sujet, sortant de sa fantasmagorie hallucinatoire, hésite et doute, ne sachant que croire, il n'est pas encore entièrement guéri, pas plus que le dormeur qui se demande, au sortir du sommeil, s'il a ou non rêvé, n'est encore entièrement réveillé.

Ce qui le prouve d'ailleurs, c'est que, dans cette phase d'hésitation et de doute, il peut y avoir, comme nous l'avons vu, des oscillations, des retours en arrière, témoignant de la non-disparition de l'influence onirique. Ce qui le prouve encore et mieux que tout peut-être, c'est que la débâcle urinaire que je considère depuis longtemps comme le signe caractéristique de la terminaison réelle de tout délire toxique et infectieux, et sur laquelle je reviendrai en détail bientôt, n'est pas encore apparue ou n'est pas terminée au moment de cette phase ultime de transition, qui, cliniquement précède immédiatement la guérison. »

La description que nous avons donné de la phase de réveil est pleinement en accord avec les conclusions de Régis.

La phase de réveil est nettement une phase pathologique.

Le premier temps est pathologique par la survivance non seulement des récidives oniriques, mais encore de tous les éléments de la confusion mentale sous-jacente à l'onirisme.

Dans le second temps, il n'y a plus de manifestations oniriques, mais persistance encore, quoique à un moindre degré, des troubles confusionnels, émotifs et amnésiques.

Seul le troisième temps est marqué par la disparition de tout phénomène morbide. Mais nous avons vu qu'il n'avait en fait qu'une existence virtuelle.

IDÉES FIXES POST-ONIRIQUES

Définition. — Sous le nom d'idées fixes post-oniriques, suivant l'appellation qu'à proposée Régis, on décrit la persistance pendant un certain temps *au-delà de la phase de réveil*, d'une conviction délirante qui porte le malade à admettre la réalité d'un ou de plusieurs des éléments du délire onirique: une fois sorti de l'état délirant hallucinatoire, le malade, au lieu de reconnaître la nature morbide de tous les faits se rapportant au rêve vécu, continue à croire à l'existence réelle d'un ou de plusieurs d'entre eux.

Mode d'apparition. — Les idées fixes post-oniriques débutent en fait pendant la phase de réveil. Elles ne sont que la persistance des convictions délirantes qui existent en quelque sorte normalement pendant cette phase et qui au lieu de tomber une à une, résistent en plus ou moins grand nombre au travail de rééducation et se fixent dans l'esprit du sujet.

Partie intégrante de la phase de réveil, elles ne prennent la signification clinique d'idées fixes post-oniriques que d'une façon un peu conventionnelle, à partir de la fin de la phase de réveil, cette fin étant acquise quand le sujet n'a plus d'obtusion, qu'il est revenu entièrement présent au milieu et que la débâcle urinaire s'est faite.

Dans certains cas, on observe la persistance non seulement des convictions délirantes, mais encore d'autres troubles, en particulier de l'oligurie, ainsi que l'a observé Régis. On comprend qu'il pourra exister ainsi toutes les formes de passage entre les phases traînantes et prolongées de réveil et les idées fixes post-oniriques proprement dites. Le début exact de celles-ci peut être alors très difficile à situer.

Conditions étiologiques. — La fréquence des idées fixes post-oniriques, quelque grande quelle soit d'une façon absolue, est cependant relativement faible par rapport à la fréquence des délires oniriques.

Il semble qu'elles ne se produisent que dans des conditions étiologiques que l'on retrouve en associations plus ou moins complexes dans la plupart des observations. Les unes paraissent tenir au terrain, les autres à la forme clinique des accidents.

Parmi les premières, il convient de citer en première ligne la débilité mentale. Les débiles, en raison de leur crédulité plus grande, admettent facilement la réalité d'épisodes oniriques plus ou moins fantastiques, mystérieuses ou invraisemblables. Ils ont beaucoup moins le souci et l'habitude de l'analyse, de la critique et de la vérification. D'ailleurs, même quand la confusion est complètement dissipée, ils peuvent du fait de leur débilité constitutionnelle rester au-dessous de l'effort que nécessitent la discrimination des faits réels et des faits imaginaires de la période hallucinatoire et la réadaptation exacte et complète.

L'émotivité est une autre cause prédisposante pour la persistance des convictions erronées; il en est de celles-ci comme de toutes nos croyances en général: elles dépendent avant tout du retentissement émotionnel que les faits éveillent en nous.

A la débilité et à l'émotivité du sujet, s'associe très fréquemment aussi une exaltation imaginative constitutionnelle. Garnier, dans l'observation aujourd'hui classique du pseudo-assassin de Marie Agnétant, avait déjà indiqué l'intervention de cet appoint imaginatif. Dupré, depuis, a heureusement insisté sur l'importance de cet élément et sur le mécanisme psychologique curieux de la crédulité qui s'associe à l'exaltation imaginative, même en présence des romans les plus extravagants.

Les conditions étiologiques qui tiennent à la forme clinique des accidents psychiques ne sont ni moins nombreux, ni moins importantes.

La netteté, la précision du rêve vécu, l'intensité de l'activité onirique tiennent une grande place dans la genèse des convictions délirantes durables. C'est de cette intensité de l'activité onirique autant que de la réceptivité émotionnelle du sujet, que dépendent l'intensité et la persistance des réactions émotives. Celles-ci sont variables dans la forme. C'est tantôt la frayeur provoquée par une attaque dont aurait été victime le malade dans des conditions particulièrement émouvantes et dramatiques; tantôt l'horreur d'un crime perpétré par lui dans des circonstances effroyables (parricide, uxoricide, etc...). Plus rarement c'est la joie profonde suscitée par une prétendue fortune échue au cours du rêve.

Dans l'intensité des scènes oniriques, les hallucinations visuelles ont d'ordinaire la plus grande part: ce sont elles qui peuplent l'action de visions terrifiantes: blessures béantes, sang ruisselant, couteaux menaçants, flammes d'incendies, etc... Et cependant elles ont une force de conviction, beaucoup moins grande que les hallucinations auditives, lorsque celles-ci existent. Il est exceptionnel de ne pas noter l'intervention des hallucinations auditives dans les observations où existe la croyance persistante à la réalité du rêve. Ce rôle quasi-constant des troubles psycho-sensoriels de l'ouïe est assez difficile à expliquer. Peut-être cependant se relie-t-il à l'existence habituelle de la débilité mentale, car l'observation clinique montre, ainsi que l'a enseigné Magnan pour les accès subaigus de l'alcoolisme chronique, que les hallucinations auditives n'apparaissent guère au cours des accès oniriques que chez les dégénérés.

Il n'est pas indifférent au point de vue de la genèse des idées fixes post-oniriques, que le contenu soit ou non vraisemblable. Assurément la vraisemblance n'existe pas toujours et l'on sait combien les débiles et les imaginatifs ont peu d'exigence à cet égard. Mais, d'une façon générale plus le rêve est invraisemblable, plus il sera rapidement rectifié ; plus il sera vraisemblable, plus il aura tendance à entraîner une conviction persistante.

L'invraisemblance peut être aussi plus ou moins facile à établir suivant les cas. Et ici interviennent les circonstances plus ou moins favorables dans lesquelles se fait la rééducation. C'est ainsi que la croyance erronée peut se heurter à une contradiction matérielle facile à établir. Un malade croit avoir tué un des siens ou croit avoir assisté à sa mort survenue dans des circonstances tragiques; au moment où il affirme le plus vivement sa conviction, on lui présente la prétendue victime; l'invraisemblance éclate et la conviction tombe d'ordinaire brusquement. Paul Garnier excellait à ces confrontations dramatiques et en animait l'enseignement si vivant qu'il donnait à l'Infirmerie spéciale de la préfecture de police de Paris. Un de ses malades mis en présence de la personne qu'il croyait avoir tuée, s'écriait au comble de la stupéfaction: « Les morts reviennent donc ? ». Combien de temps eut duré la croyance délirante si cette confrontation n'avait pu avoir lieu ? Il est impossible de le dire.

Le rôle de l'entourage a une part considérable dans le redressement des erreurs du malade. Celui-ci fait volontiers confiance aux affirmations de parents ou d'amis dont il connaît l'affection et le dévouement *et dont il sait qu'ils ont été les témoins de la période du rêve.* Pour les malades en séjour dans un service hospitalier, la visite d'un témoin du drame imaginaire persuade parfois là où le médecin a échoué, parce qu'il ne pouvait arguer de sa qualité de témoin.

Il est fréquent par contre de voir les idées fixes post-oniriques se produire lorsque, le contenu étant vraisemblable, il est impossible de produire des témoins, soit parce que l'épisode onirique s'est produit sans témoins, alors que le malade était seul, au cours d'une fugue par exemple; soit en raison de l'éloignement des témoins (malade débarqué d'un bâteau ou transporté dans un milieu hospitalier distant).

Symptomatologie. — Les idées fixes post-oniriques, nous l'avons vu, sont constituées par la persistance au delà de la phase de réveil de la croyance à la réalité de tout ou partie du rêve hallucinatoire.

Il existe toutefois une forme clinique de la survivance des idées post-oniriques dans laquelle cette croyance n'existe pas réellement et que Régis a décrit sous le nom *d'obsessions post-oniriques.*

Dans ce cas, le trouble persistant au delà de la phase de réveil, n'est pas la conviction délirante mais l'émotivité. Cette émotivité se traduit par une aptitude anxieuse persistante à la fois diffuse et spécialisée. Diffuse, elle entretient un sentiment d'insécurité, d'inquiétude vague, qui rend le sujet pusillanime, craintif et enclin aux phobies de toutes sortes. Spécialisée, elle porte surtout sur l'évocation des scènes oniriques. Cette évocation survient, inconsciemment ou subconsciemment, pendant le sommeil et donne naissance à des cauchemars pénibles, à des réveils en sursaut avec phénomènes de persistance après le réveil. Elle survient aussi dans la journée, à l'état de veille, avec tous les caractères des obsessions; elle s'impose à l'esprit du sujet qui ne peut s'en débarrasser, et qui tout en reconnaissant la nature pathologique du rêve ainsi évoqué, est pris d'une angoisse souvent très vive.

En somme, la persistance de l'émotivité pathologique n'est qu'une variété étiologique de la forme que revêtent habituellement les psycho-névroses dites traumatiques. On y retrouve les symptômes physiques classiques : tachycardie, palpitations, tremblement, instabilité vaso-motrice, exagération des réflexes, etc... L'intoxication et le choc émotionnel suffisent à la provoquer avec d'autant plus de facilité que le sujet est plus prédisposé. La durée de ces troubles de l'émotivité dépend avant tout de cette prédisposition.

⁂

Dans les idées fixes post-oniriques proprement dites, la conviction délirante est absolue et résume à elle seule la survivance morbide. Tandis que pendant l'évolution de la phase de réveil, la conviction délirante était encore associée à un état confusionnel à son déclin, elle est ici la seule manifestation psychique persistant encore chez un sujet par ailleurs complètement guéri.

Les idées fixes post-oniriques se présentent sous un aspect clinique très spécial. Elles ne constituent pas un délire actuel en évolution, puisque les conditions pathologiques propres à l'éclosion du délire ont existé mais n'existent plus et que le malade non délirant dans le présent a perdu au moins momentanément l'aptitude à délirer encore qu'il avait naguère. Elles ne constituent même pas un délire rétrospectif, car le délire rétrospectif est, lui aussi, un état délirant *actuel*. Si le délire rétrospectif, en effet, se rapporte à des faits anciens, il est constitué en réalité par des interprétations délirantes *actuelles toutes secondaires et postérieures aux faits primitivement acceptés avec leur signification exacte.* Le délire rétrospectif est l'interprétation délirante actuelle de souvenirs anciens; le délire fixe post-onirique est le souvenir actuel d'interprétations délirantes anciennes non rectifiées.

Les idées fixes post-oniriques sont donc un état délirant de forme spéciale; c'est une conviction délirante, posthume par rapport au délire; c'est ce que l'on pourrait appeler un « *délire d'évocation* », le trouble morbide n'ayant d'existence actuelle que par l'évolution de l'état délirant passé.

Cette forme délirante spéciale que nous proposons d'appeler *délire d'évocation* ne se rencontre pas seulement dans les séquelles de l'onirisme. Nous n'en citerons que deux autres exemples. Il est ainsi des malades atteints de psychose périodique, ne reconnaissent pas dans l'intervalle des accès la nature franchement morbide de ces accès; certains d'entre eux, des débiles surtout, continuent à croire, par exemple, que leurs plaintes contre des persécutions imaginaires étaient justifiées. Cette conviction délirante lorsqu'elle persiste constitue un délire d'évocation. On sait, de même, qu'il est des revendicants qui cessent d'être des revendicants. Ils n'en continuent pas moins de croire que leurs griefs étaient légitimes, et cette conviction délirante est encore une forme de délire d'évocation.

Legrain, pour bien marquer la différence qui existe entre ces délires d'évocation et les délires proprement dits, a justement insisté sur cette particularité clinique que les malades atteints de délire d'évocation, ne parlent de leur délire qu'au passé: « On me disait... on me faisait... il y avait... etc... »

Parfois, cependant, il semble que le malade continue à faire des interprétations délirantes actuelles. Cela se produit quand il donne une explication des faits anciens, alors que cette explication est manifestement récente, actuelle et née au cours de la conversation. Mais ce n'est pas là à proprement parler une interprétation délirante actuelle. Ce n'est qu'une explication ou suggérée ou provoquée par les objections faites à la croyance erronée du malade et que celui-ci propose pour justifier sa conviction et pour la rendre vraisemblable. Mallet a présenté récemment à la Société de Psychiâtrie un malade de ce genre qui avait seulement un délire d'évocation et non du délire actuel, mais qui défendait énergiquement sa conviction et ne donnait d'explications plus ou moins absurdes que par la nécessité où le mettait les objections de ses interlocuteurs, d'établir la vraisemblance de sa croyance.

Il est important de bien connaître ces faits dans lesquels l'explication provoquée par l'entourage est émise sous forme d'hypothèse et de les distinguer d'un état délirant actuel de nature interprétative.

Une autre particularité clinique propre aux délires d'évocation est la possibilité pour le sujet de se comporter dans la vie ordinaire de façon normale et d'atteindre en fait, mais non réellement, à une sorte de guérison pratique.

*
**

Régis à qui sont dues les premières descriptions des idées fixes post-oniriques s'exprime ainsi à leur sujet: « Idées fausses plus ou moins vraisemblables, souvent tenaces, monoidéïsmes délirants prolongés dont le malade ignore l'origine endogène subconsciente et tout à fait analogue, dans leur pathogénie aux idées post-oniriques. »

Nous reviendrons plus loin sur le parallélisme entre les idées fixes post-oniriques et post-hypnotiques, sur lequel Régis a insisté et au traitement par la suggestion hypnotique. Nous retiendrons seulement ici les deux caractères que Régis attribue aux idées post-oniriques: inconscience, monoïdéisme.

Il est exact que certains malades conservent des convictions délirantes qui sont manifestement nées au cours d'épisodes oniriques oubliées et dont ils sont incapables de prévoir l'origine. Mais ce sont là des idées post-oniriques spéciales aux formes amnésiques que nous étudierons plus loin et dans lesquelles l'amnésie rétro-antérograde, symptôme essentiel et prédominant, donne l'explication de ce caractère spécial d'inconscience.

En fait, les idées fixes post-oniriques proprement dites, celles qui ne font pas partie à titre accessoire de l'amnésie à type de Korsakoff ne sont ni inconscientes ni subconscientes. Elles s'accompagnent, au contraire, du souvenir parfaitement conservé de l'épisode onirique originel, et le malade défend sa conviction en en appelant à ce qu'il a vu, à ce qu'il a entendu et à ce qu'il a senti.

Rien n'est plus vivant, plus précis que certains détails du drame hallucinatoire à la réalité duquel le malade croit encore et si l'amnésie à forme confusionnelle se révèle au défaut d'enchaînement exact de tous les faits oniriques, certains ont au maximum le caractère de souvenirs conscients. Tel malade qui croit à la mort d'un des siens, explique sa conviction par le récit circonstancié de la façon dont il s'est vu nettement perpétrer son forfait; tel autre qui cherche encore la trace d'une blessure reçue, se rappelle avoir vu la main et l'arme dans le moment même où il était frappé.

Le malade de Legrain qui répondait « Je vivrais cent ans que vous ne m'empêcheriez pas de dire « j'ai vu; c'était vrai », n'a-t-il pas le souvenir pleinement conscient de l'origine de sa conviction? Combien d'autres malades défendent leur conviction à l'aide d'interprétations rétrospectives par lesquelles ils précisent et analysent les circonstances initiales que loin d'avoir oubliées ils cherchent à rendre vraisemblables! S'il est possible qu'un malade atteint d'une amnésie antérograde grave soit privé des points de repère nécessaires à la rectification d'une conviction erronée si fragilement assise qu'il en ignore même l'origine, comment pourrait-on admettre qu'un sujet qui n'est plus ni confus, ni amnésique, puisse cependant rester de façon parfois aussi tenace dans une conviction dont il est incapable de donner une justification même apparente? En fait, l'origine des idées fixes post-oniriques, constituées en syndrome isolé, n'est d'ordinaire ni inconsciente, ni subconsciente; bien au contraire, il est facile de constater dans la plupart des cas que l'intensité et la durée de la conviction délirante sont proportionnelles à la vivacité de l'évocation des faits auxquels elle se rapporte.

Mais pour qu'il n'y ait pas d'ambiguïté à cet égard, il est nécessaire de nettement distinguer:

1° Les idées fixes post-oniriques, symptôme accessoire et associé dans les amnésies type Korsakoff à l'amnésie rétro-antérograde, symptôme essentiel. Dans ces cas, l'origine primitivement consciente des idées fixes post-oniriques peut être secondairement oublié par suite des progrès de l'amnésie rétrograde.

2° Les idées fixes post-oniriques, constituées en syndrome isolé, chez un sujet qui n'est plus ni confus, ni amnésique. Dans ce cas, leur origine n'est ni inconsciente, ni subconsciente.

Nous serions heureux de recueillir sur la légitimité de cette division l'assentiment du savant professeur de Bordeaux.

Quant au monoïdéïsme des idées fixes post-oniriques, il convient d'entendre par là que la conviction délirante ne porte que sur un des éléments du rêve hallucinatoire ou en tout cas sur un petit groupe des faits rêvés. En réalité, l'étendu du contenu des idées post-oniriques, si elle est fréquemment monoïdéïque, est très variable. Le rêve originel, suivant la règle est toujours extrêmement riche en troubles psycho-sensoriels délirants et panophobiques de tous ordres. De ces éléments, il en est toujours un très grand nombre qui disparaissent du tableau clinique, soit que l'amnésie post-confusionnelle ne permette pas au malade de les retrouver, soit qu'ils soient rectifiés et reconnus comme morbides par le malade. Il est habituel, en effet, que le malade fasse deux parts dans le contenu du rêve onirique et admette la réalité de l'une alors qu'il convient du caractère morbide de l'autre. Mais l'importance réciproque de ces deux parts est extrêmement variable suivant les cas. Tantôt la conviction délirante porte sur quelques idées seulement ou même sur une seule (monoïdéïsme), tantôt, au contraire, sur un ensemble d'idées formant alors un système plus ou moins compliqué. Il convient donc d'admettre deux formes cliniques distinctes d'après l'importance du résidu du rêve :

1° Idées fixes post-oniriques;

2° Délires fixes post-oniriques.

Ces deux formes peuvent exister d'emblée et isolément ou au contraire se succéder.

Lorsqu'il y a succession, il existe d'abord du délire fixe post-onirique. Puis, la rééducation progressive fait tomber peu à peu la plupart des convictions erronées et il ne subsiste plus qu'une ou plusieurs idées fixes post-oniriques. Vallon s'exprimait ainsi au sujet de cette évolution : « Baillarger comparait ces cas à une pièce d'eau gelée qui se désagrège sous l'action du soleil et où quelques ilôts de glace seuls surnagent. Cette comparaison fait bien comprendre ce qui se passe après ces accès d'alcoolisme subaigu, où le délire se désagrège peu à peu, laissant subsister pendant quelque temps quelques reliquats, parfois une seule idée délirante. »

Dans les cas où il n'y a pas succession, il s'agit presque toujours de la première forme; le délire de rêve se dissipe d'emblée dès la phase de réveil à l'exception d'un résidu à peu près monoïdéique. On voit plus rarement un système délirant persister sous la forme de délire fixe post-onirique et évoluer vers la guérison sans se désagréger au préalable.

La qualité du contenu post-onirique est aussi variable que la quantité.

Les idées fixes post-oniriques se rattachent étroitement quant à leur couleur aux idées délirantes de la période hallucinatoire, qu'elles ne font que reproduire.

Ce sont surtout des idées de persécution ayant trait aux menaces, aux dangers, aux tentatives criminelles auxquels le malade croit devoir être en butte.

Chez certains débiles on trouve surtout soit des idées mégalomanes se rapportant à des fonctions qui leur seraient échues au cours de leur rêve hallucinatoire soit des idées de revendication se rapportant à des dons ou héritages imaginaires.

On peut rencontrer encore des idées mystiques voisines des idées mégalomanes, les malades se croyant investis, par exemple d'une mission divine; des idées érotiques voisines des idées de persécution, les malades croyant avoir été victimes d'un viol; des idées mélancoliques, des idées hypochondriaques, des idées de possession, etc...

Parmi les idées mélancoliques, il convient d'insister sur les idées de culpabilité et d'auto-accusation particulièrement fréquentes à la suite des accès subaigus de l'alcoolisme chronique.

Les malades conservent la conviction qu'ils ont au cours de leur rêve hallucinatoire perpétré un forfait épouvantable. Certains s'accusent d'avoir tué quelqu'un des leurs et narrent avec des détails horrifiants la scène du meurtre. D'autres hantés par le récit d'un crime retentissant s'accusent d'en être le triste héros et il arrive par un de ces hasards que réalise la clinique, de voir deux de ces malades revendiquer parfois contradictoirement la responsabilité du même crime.

La croyance délirante, qui accompagne les idées fixes post-oniriques, est d'habitude, et au moins pendant un certain temps, extrêmement marquée. Elle s'affirme dans la conduite des malades, qui est alors le meilleur critérium de leur sincérité et de leur conviction.

Les réactions des malades sont directement en rapport avec la forme des idées post-oniriques.

Aux idées de persécution se rapportent les hétéro-accusations et les hétéro-dénonciations et les poursuites engagées contre de prétendus ennemis; aux idées d'auto-accusation, les auto-dénonciations de crimes imaginaires; aux idées de revendication des réactions processives de tout ordre.

L'évolution des idées fixes post-oniriques ou des délires post-oniriques, tels que nous les concevons par opposition aux idées permanentes post-oniriques que nous étudierons plus loin, se fait toujours vers la guérison. La durée de cette évolution est variable suivant les cas. Elle est parfois très courte et ne se prolonge que pendant quelques jours au delà de la phase de réveil. La plupart du temps elle varie de quelques semaines à quelques mois.

Les idées fixes post-oniriques telles que nous les avons décrites peuvent-elles servir de point de départ à un délire systématise secondaire à évolution progressive et durable? En d'autres termes, sont-elles parfois le trait d'union entre la confusion mentale et une psychose systématisé secondaire ?

La clinique nous parait répondre négativement à cette question.

Les idées fixes post-oniriques, délire d'évocation et non délire actuel, évoluent nous l'avons dit chez un sujet guéri au moins momentanément de toute aptitude actuelle délirante, et indemne d'hallucinations et d'interprétations.

Or nous verrons en étudiant les états psychopathiques post-oniriques à forme délirante, que ceux-ci sont constitués dès la phase de réveil non seulement par l'existence d'idées fixes post-oniriques mais encore et surtout par la persistance de troubles psycho-sensoriels hallucinatoires, illusionnels et interprétatifs de telle sorte que le délire secondaire succède à l'onirisme directement, et non indirectement par l'intermédiaire d'une période pendant laquelle existeraient seules les idées fixes post-oniriques.

En tout cas, nous n'avons pas trouvé d'observation de ce genre.

⁂

Nous n'avons jusqu'ici parlé que du syndrome psychique que constituent les idées fixes post-oniriques.

Il est important cependant d'indiquer que l'état physique n'est pas d'ordinaire complètement normal. La crise urinaire qui accompagne habituellement la fin de la phase de réveil, marque en même temps l'amélioration physique. Mais celle-ci n'atteint pas d'emblée le retour complet à la santé. Le malade reste un convalescent et cet état de convalescence s'accompagne de la persistance de certains symptômes d'épuisement et de fatigue: l'amaigrissement, un léger degré d'anémie, avec pâleur, la teinte subictérique, le tremblement, la fatigabilité à la fois physique et psychique, l'insomnie avec cauchemars sont les principaux éléments du syndrome physique.

Quand ce syndrome, qui s'améliore progressivement est complétement guéri, il est exceptionnel que les idées fixes post-oniriques persistent encore longtemps.

Traitement. — Un régime diététique, tonique et reconstituant et, dans la faible mesure où elle agit, la rééducation psychothérapique résument la thérapeutique.

Ces indications n'ont rien de bien spécial ,et nous n'aurions pas pensé à faire un chapitre de traitement s'il ne convenait d'indiquer la place considérable que Régis donne à la suggestion hypnotique dans la thérapeutique des idées fixes post-oniriques.

« Ce qui achève de prouver, dit Régis, l'identité de nature du délire toxique et infectieux et des états seconds, c'est qu'on peut fréquemment intervenir dans celui-là comme dans ceux-ci *par l'hypnose suggestive, soit pour réveiller le souvenir perdu de l'accès, soit pour combattre les idées fixes qui lui survivent*, et cela, en l'absence de tout élément hystérique, car souvent, dans ce cas, la suggestibilité du sujet n'existe que pendant la phase d'intoxication et cesse avec elle ».

Et ailleurs « Les idées post-oniriques sont accessibles à la thérapeutique psychique, généralement pas à la persuasion, mais à la suggestion hypnotique ».

Les jeunes générations médicales sont à l'égard de l'hypnotisme dans une situation un peu spéciale. Elles n'en ont connaissance que comme on a connaissance des faits dans les sciences historiques : par le témoignage. Comment expliquer qu'en matière d'hypnotisme la méthode spéciale aux sciences historiques, soit seule appliquée à une science expérimentale aussi actuelle et aussi vivante que la clinique médicale ? Pourquoi l'hypnotisme est-il abandonné à peu près partout comme méthode d'investigation psychologique et diagnostisque et comme agent thérapeutique ? Pourquoi n'a-t-on plus recours à lui ni dans les hôpitaux de Paris, ni dans les asiles de la Seine, ni même dans ces services de la Salpêtrière tout rayonnants encore de la gloire de Charcot ?

Si l'on veut bien se rappeler d'une part la revision entreprise sous l'impulsion de Babinski contre l'ancienne hystérie à laquelle se rapportaient quoiqu'on en ait pu dire la plupart des faits d'hypnotisme ; si l'on tient compte d'autre part des faits innombrables de supercherie, plus ou moins inconsciente ou intéressée et de l'intervention fréquente de la mythomanie dans la simulation d'un syndrome tel que le sommeil hypnotique, n'est-on pas autorisé à demander que soient établies par des observations cliniques actuelles et non par des témoignages, la proposition suivante :

Existe-t-il un sommeil hypnotique, vrai et l'hypnose a-t-elle une existence certaine, en dehors des faits de supercherie de complaisance ou de simulation ?

La réponse affirmative à cette question est nécessaire, pour qu'il soit possible d'admettre que l'on puisse réveiller, dans l'hypnose et pour le temps de l'hypnose seulement, le souvenir perdu d'un accès onirique.

ÉTATS PSYCHOPATHIQUES POST-ONIRIQUES DURABLES

DÉLIRES PERMANENTS POST-ONIRIQUES

Délires à éclipse — Délires réviviscents

Définition. — Les idées permanentes post-oniriques ne sont autre chose que des idées fixes post-oniriques qui au lieu d'être reconnues comme fausses et morbides au bout de quelques semaines ou de quelques mois, continuent *d'une façon indéfinie* à se rapporter pour le malade à des faits réels et exactement vécus.

Ces idées post-oniriques ont pour caractère non seulement d'être permanentes, mais encore de se rattacher étroitement à un délire reviviscent : le délire onirique originel en effet est susceptible de reparaître au cours de nouveaux épisodes oniriques et de revivre toujours identique à lui-même. La clinique montre que ces deux caractères, permanence et réviviscence, sont à peu près toujours associés et permettent d'individualiser une forme évolutive de délires auxquels Legrain a donné le nom de délires à éclipse et que nous appellerions plus volontiers *délires réviviscents.*

Etiologie. — Les conditions étiologiques du développement des idées permanentes post-oniriques sont en partie les mêmes que celles des idées fixes post-oniriques.

Elles apparaissent presque toujours chez des sujets plus ou moins débiles, émotifs et imaginatifs, et leur persistance indéfinie dépend à la fois de l'incapacité de faire le discernement judicieux entre les faits rêvés et les faits réels; de l'intensité du retentissement émotionnel et de l'aptitude à concevoir et à accepter les conceptions imaginaires.

Plus fréquemment encore que dans l'onirisme suivi d'idées fixes on rencontre dans l'onirisme suivi d'idées permanentes les hallucinations auditives et la vraisemblance des conceptions délirantes.

Si l'on peut voir des idées ou des délires fixes post-oniriques, c'est-à-dire des états psychopathiques post-oniriques curables et assez rapidement curables, survenir à la suite d'accès oniriques dans le contenu desquels font défaut les hallucinations auditives, la clinique n'offre guère d'exemples, croyons-nous, d'idées ou de délires permanents post-oniriques, c'est-à-dire d'états psychopathiques post-oniriques durables ou chroniques dont l'accès onirique originel n'ait pas contenu des hallucinations auditives en plus ou moins grand nombre. Cette constatation clinique a au point de vue pathologique une importance considérable comme nous le verrons plus loin, en raison de la haute signification dégénérative qu'on accorde généralement aux troubles auditifs.

Legrain a déjà heureusement insisté sur ce pouvoir convaincant spécial des phénomènes auditifs:

« J'ai observé en outre de véritables dissociations où les malades démolissaient une partie de leur délire, celle qui procédait de troubles visuels, tout en mettant en réserve l'autre partie, relevant d'hallucinations auditives. Ces cas n'ont pas peu contribué à me convaincre de l'excessive rareté des hallucinations de la vue même dans les cas où elles sont en quelque sorte classiques, en même temps que de la supériorité du bagage auditif dans la construction de nos opérations intellectuelles et dans la précision qu'il leur donne. Une conviction délirante est beaucoup plus profonde quand elle se base sur des données d'origine auditive. Le rôle de la vue est plus épisodique, plus léger, plus éphémère ».

Plus loin, le même auteur ajoute : « J'ai noté que les délires à hallucinations visuelles presque exclusives guérissaient en thèse générale et ne s'éclipsaient point. Ceux qui s'éclipsent sont polyhallucinatoires à prédominance auditive. »

Quant à la vraisemblance des constructions délirantes oniriques, il est facile de comprendre que plus elle est admissible, plus elle favorise la persistance de la conviction consécutive. Cette vraisemblance est absolue ou relative. Absolue, elle porte sur des faits qui sont admissibles pour tout le monde, et à propos desquels l'entourage ne peut opposer aux affirmations du malade aucune preuve matérielle qui les détruise. Un malade qui croit avoir tué une personne qu'il est possible de lui présenter vivante, a une conviction invraisemblable pour lui comme pour tout le monde et cette conviction tombe devant la preuve matérielle. Un malade, au contraire, qui croit avoir été victime d'une agression imaginaire, a une conviction dont la vraisemblance est absolue en ce sens qu'elle est admissible non seulement pour lui mais encore pour tout le monde, si les témoignages contemporains de l'acte allégué font défaut.

Dans d'autres circonstances la vraisemblance est relative, en ce sens que si elle est inadmissible pour les esprits cultivés, elle peut être admissible pour tel malade débile, que les découvertes scientifiques étonnent et troublent et qui ne doutera pas que des « malandrins puissent user pour nuire de la télégraphie sans fil ».

La clinique montre, enfin, qu'il est un facteur étiologique spécial à la genèse des idées permanentes : ce facteur est le caractère récidivant d'accès oniriques identiques ou mieux leur reviviscence. Un premier accès onirique peut laisser subsister après lui des idées fixes post-oniriques ; il ne laisse pas d'ordinaire d'idées permanentes. Il faut presque toujours, sinon toujours, que l'accès onirique ait récidivé plusieurs fois sous la même forme, ce qui est fréquent, pour que se développent des convictions d'une durée indéfinie. C'est en raison de ce caractère spécial que les délires permanents post-oniriques doivent être considérés comme une variété de délires reviviscents. Nous reviendrons plus loin sur ce point.

Symptomatologie. — Au point de vue de leur mode d'apparition, les délires permanents post-oniriques, comme les idées fixes post-oniriques, apparaissent dès la phase de réveil et lui survivent. Pendant toute cette première période d'évolution, l'aspect clinique des premières est le même que celui des secondes. Mais tandis que celles-ci disparaissent au bout de quelques mois après la phase de réveil, ceux-là ne disparaissent pas et se caractérisent au contraire par leur persistance indéfinie.

Toutefois, il convient de remarquer que les délires permanents post-oniriques ne succèdent presque jamais à un premier accès onirique. Tandis que le premier accès onirique a pu être suivi d'idées fixes post-oniriques, ce n'est qu'un des accès oniriques suivants qui s'accompagnera de délire permanent post-onirique, de telle sorte que celui-ci est presque toujours précédé d'un épisode d'idées fixes post-oniriques contemporain d'un accès initial. Il y a là une indication précieuse ou point de vue du pronostic: ce pronostic sera toujours bon pour les convictions erronées qui survivent à un premier accès onirique; il sera au contraire très réservé pour les convictions qui survivent à un accès reviviscent.

Au point de vue clinique, parmi les caractères que présentent les idées permanentes, il en est qui leur sont communes avec les idées fixes, d'autres qui leur sont spéciaux. Aux premiers appartiennent la forme et le contenu du délire, aux seconds la durée et la reviviscence.

La forme délirante des délires permanents est la même que celle des idées fixes; elle ne se rapporte comme nous l'avons vu précédemment ni à un état délirant actuel, ni à un délire rétrospectif, mais à ce que nous avons proposé d'appeler un *délire d'évocation.*

Quant au *contenu* du délire, comme dans les idées fixes post-oniriques il reproduit le contenu de l'accès onirique. Il varie quantitativement suivant qu'il reproduit tout ou partie du contenu onirique et à ce point de vue il convient de distinguer:

1° Les idées permanentes post-oniriques;

2° Les délires permanents post-oniriques.

Toutefois, tandis que dans les idées fixes post-oniriques la forme monoïdéïque était la plus fréquente, soit qu'elle existât d'emblée, soit qu'elle succédât à un délire fixe devenu idée fixe par désagrégation progressive, dans les idées permanentes la forme la plus habituelle est la persistance d'un système plus ou moins net qui constitue un délire permanent plutôt qu'une ou quelques idées permanentes. Legrain dit à ce sujet : « C'est un *système*, simple ou compliqué mais généralement simple, qui reste un système. » Ce fait s'explique facilement si l'on veut bien se rappeler que le contenu délirant se rapporte ici à un délire reviviscent dont les éléments se sont précises et organisés au cours des récidives.

Quant à la couleur des idées délirantes, on retrouve ici comme dans les idées fixes, des formes variables mélancoliques, hypochondriaques, érotiques, mystiques, mégalomanes, etc... Cette diversité cependant est ici beaucoup moins grande et il convient d'indiquer à ce point de vue la prédominance presque exclusive des idées de persécution et par contre l'absence des idées d'auto-accusation, si fréquentes au contraire dans les idées fixes post-oniriques.

La *durée* de l'état délirant que constituent les idées permanentes post-oniriques est indéfinie. Cela est vrai, surtout si l'on est d'accord sur ce qu'il convient d'entendre par la guérison d'un délire. La guérison d'un délire n'existe pas seulement quand le malade cesse de délirer dans le présent, mais encore, quand le malade fait la critique juste et exacte du délire passé et le reconnait comme morbide. Or, dans les idées permanentes, cette critique exacte du délire passé ne se produit jamais et c'est ce qui constitue la persistance d'un état pathologique.

Si les malades cessent de reparler spontanément de leur délire passé, il suffit de les interroger à nouveau pour constater que leurs convictions délirantes restent inébranlables. Il y a plus et Legrain a justement insisté sur ce point, l'évocation du délire passé suffit à rallumer pour un instant les phénomènes émotifs et l'état passionnel qui en avaient été antérieurement les phénomènes concomitants.

La guérison réelle n'existe donc pas. Et cependant les malades sont capables de se comporter comme des gens normaux et de reprendre leur place dans le milieu social. Si pendant un certain temps, ils sont susceptibles de conformer leur attitude et leur conduite à leurs convictions délirantes; s'ils sont par exemple, susceptibles de ruminer soit des projets de vengeance, soit des moyens de défense, soit même des revendications processives, le plus souvent, au contraire, et surtout après un certain temps d'évolution, ils en viennent à ne plus se préoccuper de leur délire passé.

S'il n'y a donc pas de guérison vraie, il y a cependant une sorte de guérison pratique, telle que celle qu'on observe dans tous les délires à forme de délire d'évocation.

La réviviscence est un caractère que la clinique montre presque constant dans les accès oniriques qui sont suivis d'idées permanentes post-oniriques. C'est, de plus, un caractère intéressant dont l'importance mérite d'être bien mise en valeur et qui n'est pas d'ailleurs spécial aux accès génériques d'idées permanentes post-oniriques.

Les délires réviviscents peuvent être définis des délires qui surviennent par accès, ou par bourrasques, disparaissent en tant que délires actuels et récidivent sous forme d'épisodes délirants identiques. Comme exemple de délires réviviscents on peut citer, en dehors d'un grand nombre de délires oniriques, les délires de jalousie de nature interprétative symptomatique de l'alcoolisme chronique dont l'évolution réviviscente est parallèle d'ordinaire à la courbe des excès toxiques et les délires paranoiaques associés à la psychose périodique (Masselon, Bessière) dont l'évolution réviviscente est parallèle à la courbe des accès périodiques.

L'étude de ces délires réviviscents a été ébauchée par Legrain qui, après y avoir fait de nombreuses allusions dans son livre sur les Délires à éclipse, termine ainsi: « Les floraisons nouvelles d'anciens délires méritent d'être étudiées à part. Ce sera l'objet d'un autre livre. »

Legrain entend ainsi rapprocher et distinguer à la fois ces délires réviviscents de ceux qu'il a décrit sous le nom de délires à éclipse : « Un délire à éclipse, dit Legrain, est un délire rétrospectif, vivant dans le passé, n'ayant aucune vie présente en dehors des évocations. circonstancielles que des provocations engendrent. C'est une tranche de vie mentale qui n'a jamais eu qu'une réalité subjective. En dehors des évocations, il vit dans le subconscient, dans son intégralité, au titre des souvenirs ayant eu une réalité objective. » (1).

Cette définition ne convient qu'imparfaitement aux délires d'évocation en général, et aux délires permanents post-oniriques en particulier, tels que nous les avons définis et écrits. Nous ferons tout d'abord des réserves sur l'assimilation du délire à éclipse à un délire rétrospectif. On appelle d'ordinaire délire rétrospectif un état délirant actuel basé sur des interprétations actuelles de faits anciens et perçus en leur temps avec leur signification réelle. Le délire à éclipse, au contraire, est un délire ancien qui a cessé d'exister en tant que délire proprement dit et qui ne se manifeste plus que par l'évocation mnésique (délire d'évocation).

Mais ce qui nous paraît plus contestable encore c'est le rôle qu'il convient d'attribuer à la subconscience dans le mécanisme de la réviviscence.

Avec la conception de Legrain, l'onirisme — quand persiste la conviction erronée — est un état délirant qui ne disparaît qu'en apparence et passe dans le subconscient, soit pour y rester indéfiniment éclipsé, occulté, soit pour en surgir brusquement à l'occasion de possibles réviviscences. La persistance de la conviction erronée tiendrait précisément à ce fait que le délire vit dans le subconscient, éclipsé comme « une chose qui est tout en n'étant plus, qui disparaît tout en étant encore ».

Avec la conception de Legrain, tout délire suivi d'idées permanentes est tant qu'il ne récidive pas un délire à éclipse. Lorsqu'il récidive, il devient un délire réviviscent.

(1) Nous ferons quelques réserves sur le terme même de délire à éclipse. Une éclipse est l'occultation momentanée et très courte d'un astre. L'éclipse telle que l'applique Legrain est au contraire une occultation habituelle et très longue d'un délire ; de telle sorte que pour être exact il conviendrait plutôt de parler d'un état normal à éclipse, et non d'un état pathologique à éclipse. Mais ceci n'est qu'une question de forme.

Legrain fait donc de la survie subconsciente le caractère essentiel des délires à éclipse. Cette survie subconsciente qu'il a comparée à une éclipse, existe-t-elle?

Un fait subconscient est un fait qui intervient dans notre vie psychique à notre insu, sans que nous en ayons conscience.

Or, le délire à éclipse, tant qu'il ne récidive pas, intervient dans notre vie psychique seulement quand il est évoqué, c'est-à-dire de façon consciente.

Quand il n'est pas évoqué, y intervient-il? Rien ne le prouve.

En particulier, rien n'autorise à l'assimiler nettement à ces faits de notre passé dont nous avons perdu jusqu'au souvenir mais qui interviennent cependant dans nos associations d'idées de façon subconsciente, ainsi que le révèlent parfois certaines relations secondairement retrouvées.

Il est entièrement assimilable, au contraire, à tous les contenus mnésiques emmagasinés et conservés au cours de notre vie, à tous les faits de notre passé dont nous gardons le souvenir et que nous avons le pouvoir d'évoquer.

Dans notre subconscient ne sont enfouis que les faits au moins momentanément oubliés, ou que ceux que nous ne retrouvons qu'à l'occasion de circonstances fortuites et exceptionnelles. Le délire dont nous nous occupons au contraire appartient à la masse de ces souvenirs où nous pouvons puiser à notre gré et à chaque sollicitation favorable et qui, parce qu'ils sont ainsi sans cesse à la disposition de notre pouvoir d'évocation, font partie de notre personnalité consciente et non subconsciente.

Un fait de mémoire ou autre n'est pas conscient seulement pendant le temps que nous en avons la perception actuelle, mais encore tant que nous avons la possibilité de l'évoquer, et de l'utiliser dans nos opérations intellectuelles. Or, le délire dit à éclipse non seulement est perçu actuellement tant que nous l'évoquons, mais encore reste « évocable » à tout moment. Un fait dont on se souvient nettement n'a pas passé dans le subconscient; un délire dont on se souvient n'a pas non plus passé dans le subconscient. Pour lui reconnaître le caractère de subconscience, il faudrait le reconnaître à tous nos souvenirs, en un mot à toutes nos acquisitions: nous ne pensons pas qu'on puisse étendre à ce point le sens du mot subconscience.

Nous entendons bien qu'on peut nous objecter la reviviscence possible du délire et l'interpréter comme une preuve de la survie subconsciente du délire. Mais cette interprétation n'est rien moins que certaine.

Au point de vue psychologique, on a dit que les états de conscience ne se recommencent pas. Un état de conscience disparu, ne reparaît jamais identique à lui-même; le sujet sentant évolue sans cesse et ne peut jamais être à nouveau ce qu'il a été.

Ce n'est donc que d'une façon relative — au point de vue clinique en l'espèce — et non d'une façon absolue qu'on peut dire qu'un délire est reviviscent.

Mais même si l'on admet qu'un délire puisse être la reviviscence d'un autre délire, il faudrait prouver que cette reviviscence n'est possible qu'à la condition d'une survie subconsciente du délire d'un accès à l'autre. Où est cette preuve?

En réalité, et c'est la première constatation clinique importante à laquelle nous voulions en venir, ce qui est l'origine subconsciente des accès reviviscents ce n'est pas à notre avis une survie subconsciente d'un même état délirant latent qui réunirait les accès les uns aux autres. Cette origine subconsciente est à la fois plus ancienne et plus profonde. Elle existait avant le premier accès et n'a pas pris naissance avec lui. Elle lui a donné sa forme et ses caractères, comme elle les redonnera aux suivants. Cette origine subconsciente est tirée de la personnalité psycho-pathologique du sujet telle qu'elle résulte de son hérédité, de sa constitution et de son développement. C'est la notion de cette subconscience préexistante à tout délire qui permet aux infirmiers des services d'asiles de reconnaître le rang social et souvent la moralité d'un délirant onirique par la qualité des ennemis qu'il dénonce et qui sont suivant le cas soit des agents ou des gendarmes, soit au contraire des apaches ou des cambrioleurs.

C'est parce que la personnalité du sujet ne s'est pas sensiblement modifiée entre les accès délirants que le premier se reproduit dans les suivants; et s'il fallait au point de vue de la genèse des accès reviviscents faire jouer un rôle d'ailleurs admissible mais très accessoire au premier accès délirant, c'est dans sa survivance mnésique et consciente et non dans une survivance subconsciente que nous en verrions le point de départ.

Ces considérations un peu longues, nous conduisent à une autre constatation intéressante, c'est l'importance clinique de la reviviscence. Si les délires dits à éclipse, ne méritent pas leur nom en ce sens qu'ils ne s'éclipsent pas réellement et ne survivent pas dans le subconscient, par contre ils sont bien des délires reviviscents. La clinique en fait la démonstration constante.

Les observations montrent que presque toujours sinon toujours le délire onirique est reviviscent, avant même que d'être à éclipse. Nous voulons dire par là qu'un premier accès onirique s'il peut être suivi d'idées fixes post-oniriques, n'est presque jamais suivi d'idées permanentes post-oniriques c'est-à-dire d'une conviction persistant indéfiniment. Seuls les accès oniriques qui ont déjà récidivé sont d'ordinaire capables d'entrainer une conviction aussi durable.

Et, en tout cas, si l'on peut voir par exception un premier accès onirique suivi d'une conviction erronée durable, ce premier accès ne reste pas un accès unique, mais récidive et devient un accès reviviscent.

Il est bien certain qu'il n'y a à cela aucune nécessité logique et qu'il pourrait en être autrement. Mais la clinique montre qu'il en est à peu près toujours ainsi. Cela s'explique peut-être par ce fait que les délires permanents post-oniriques que nous avons en vue ne se voient guère que dans l'histoire de l'onirisme alcoolique et qu'il n'y a à peu près pas d'exemple clinique d'onirisme alcoolique qui ne soit récidivant.

Ce caractère de reviviscence a donc une fréquence et une importance tellement grandes dans les délires permanents post-oniriques, qu'il nous parait devoir être admis comme une loi clinique que les délires permanents post-oniriques sont toujours des délires reviviscents. Nous pensons avoir sur ce point l'assentiment de Legrain qui nous confirmait encore récemment que cette reviviscence, à l'étude de laquelle il doit consacrer un prochain travail, lui paraissait être le point essentiel et le plus saillant de l'histoire des psychoses post-oniriques.

⁂

Ce qui précède, nous permet d'indiquer brièvement la destinée et l'évolution des délires permanents post-oniriques.

Leur destinée est non seulement de persister indéfiniment sous la forme d'une conviction délirante se rapportant au passé, mais encore d'évoluer comme des types cliniques de délire remittent à double forme.

Les délires permanents post-oniriques sont des délires à double forme en ce sens qu'ils sont faits de la succession régulière d'accès oniriques reviviscents, forme de délire actuel, et de périodes inter-oniriques (intercalées entre les accès oniriques) avec conviction délirante, forme de délire d'évocation.

Ce sont encore des délires rémittents en ce sens que si les accès oniriques reviviscents correspondent à des poussées aigues et nécessitent souvent l'hospitalisation dans les services de psychoses aigues, les périodes inter-oniriques au contraire ne correspondent qu'à la persistance d'une conviction délirante (délire d'évocation) et se traduisent par une sorte de guérison pratique qui permet au malade de reprendre sa place dans la vie normale.

PSYCHOSE HALLUCINATOIRE POST-ONIRIQUE

Définition. — La psychose hallucinatoire post-onirique survient au cours d'une intoxication chronique (alcoolisme presque toujours), succède directement à un accès onirique réviviscent, s'incorpore tout ou partie des épisodes oniriques et évolue à leur suite pour son propre compte, avec une allure vésanique et non plus toxique.

La psychose hallucinatoire post-onirique ne se différencie de la psychose hallucinatoire chronique telle que l'a décrite G. Ballet que par les conditions spéciales de son mode d'apparition. Nous rappellerons donc seulement, pour compléter cette définition, que la psychose hallucinatoire chronique de G. Ballet englobe la plupart des formes cliniques décrites sous le nom de délire des persécutions type Lasègue-Falret, de délire chronique (Magnan), de démence paranoïde (Kräpelin, sixième édition), de paraphrénies (Kräpelin, dernière édition).

Conditions étiologiques. — Nous reviendrons plus loin sur la pathogénie des différents états psychopathiques post-oniriques. Nous indiquerons seulement ici les facteurs étiologiques que l'on retrouve presque constamment associées dans les différentes observations publiées.

En premier lieu, on rencontre presque toujours une hérédité chargée, soit une hérédité vésanique, soit plus souvent encore l'alcoolisme des ascendants.

On rencontre également dans les antécédents personnels la déséquilibration psychique et la débilité mentale associées.

La déséquilibration psychique peut exister sous des formes multiples; mais il est une forme presque constante: c'est celle qui se traduit par une constitution paranoïaque ou paranoïenne.

Anglade, au Congrès de Marseille, avait déjà conclu à la fréquence et à l'importance de cette constitution à l'origine de tous les délires systématisés secondaires. Ces conclusions ne soulevèrent guère d'objections à ce moment là et conservent encore, croyons-nous, toute leur valeur.

En raison de cette constatation clinique sur laquelle nous avons déjà insisté précédemment, à savoir que les hallucinations auditives s'associent aux hallucinations visuelles des accès oniriques, quand ceux-ci surviennent chez des sujets prédisposés à la fois par leur déséquilibration et par leur débilité, on comprend sans peine, que les psychoses hallucinatoires post-oniriques ne se développent guère qu'à la suite d'accès confusionnels comprenant des hallucinations auditives. Cette règle paraît être sans exception.

A côté des facteurs étiologiques qui se rattachent au terrain, il convient de citer les facteurs qui tiennent à la durée et à la forme de la toxi-infection causale. A cet égard, les observations publiées se rapportant presque toutes à l'intoxication alcoolique, nous ne pouvons être renseignés que sur cette forme étiologique.

Toutes les observations montrent à cet égard: 1° que la psychose hallucinatoire post-onirique est une psychose tardive de l'alcoolisme en ce sens qu'elle ne survient qu'après un long passé d'intoxication chronique; 2° que la psychose hallucinatoire post-onirique ne survient à peu près jamais à la suite d'un premier accès onirique, mais seulement à la suite d'une série d'accès reviviscents.

La psychose secondaire peut survenir chez un intoxiqué chronique non dément et paraît en rapport alors seulement avec les accès subaigus; ou bien, au contraire, elle survient chez un intoxiqué chronique déjà en voie d'affaiblissement démentiel et est en rapport alors, à la fois, avec l'affaiblissement démentiel et avec les accès subaigus qui viennent accidenter l'évolution de la démence.

Symptomatologie. — Nous ne referons pas ici la description clinique bien connue de la psychose hallucinatoire chronique, dont, nous l'avons dit, ne diffèrent pas sensiblement les cas de psychose hallucinatoire post-onirique. Nous nous contenterons seulement d'indiquer les caractères évolutifs spéciaux à cette dernière forme.

La psychose hallucinatoire post-onirique survient à la suite d'un accès onirique réviviscent et se rattache étroitement à l'accès onirique par les deux caractéristiques suivantes:

D'une part elle lui succède immédiatement et directement dans le temps;

D'autre part elle n'est que la continuation du délire hallucinatoire onirique, en particulier du délire basé sur les hallucinations auditives.

L'évolution habituelle est la suivante. La phase de réveil de l'accès onirique amène la disparition rapide des hallucinations visuelles et de l'état confusionnel et panophobique; mais les hallucinations auditives et le délire de la période onirique persistent et évoluent désormais avec une allure vésanique et non toxique.

Il n'y a donc pas entre l'épisode onirique et la psychose secondaire de solution de continuité et si l'évolution passe de l'allure toxique à l'allure vésanique c'est par une transition absolument insensible. Les hallucinations auditives sont les mêmes comme forme et comme contenu ou ne se transforment que par gradations insensibles; le délire secondaire, s'il est appelé à progresser et à évoluer, continue cependant au début le délire primitif qui est en fait le point de départ de la systématisation à venir.

La psychose hallucinatoire se rattache donc à l'accès onirique aussi étroitement que les idées fixes ou les délires permanents post-oniriques. Mais il y a entre ces états psychopathiques une différence essentielle. Tandis que dans les seconds le malade n'est plus un délirant actuel, et ne présente plus comme trouble morbide qu'une conviction délirante erronée (délire d'évocation), le malade atteint de psychose hallucinatoire reste au contraire un halluciné et un délirant actuel; le délire n'est pas un délire passé et non rectifié, mais au contraire un délire présent, en activité et en évolution.

Le mode de début de la psychose hallucinatoire post-onirique est donc très différent de celui de la psychose hallucinatoire chronique ordinaire. En particulier, la psychose ne se constitue pas par cette longue période d'incubation qu'on a décrite sous les noms de période d'analyse subjective, période hypochondriaque, période d'inquiétude, etc... Elle atteint d'emblée la seconde période, ou période hallucinatoire et d'explication délirante.

Les hallucinations dans la psychose post-onirique sont surtout des hallucinations auditives et de la sensibilité générale; mais il convient d'indiquer que dans la plupart des observations, les hallucinations psycho motrices sont précoces, abondantes et semblent tenir une grande place.

Les troubles de la personnalité qui se traduisent par le vol et l'écho de la pensée et dont l'importance dans la psychose hallucinatoire chronique a été bien mise en valeur par G. Ballet, sont également fréquents. Barbé a cependant signalé qu'ils faisaient défaut dans trois observations qu'il a publiées sous le nom de Psychoses tardives des alcooliques.

Il convient d'ajouter encore que la psychose post-onirique brûle les étapes non seulement parce que la période d'incubation n'existe pas et est en quelque sorte remplacée par la phase d'activité onirique, mais encore parce que, l'explication délirante étant d'emblée donnée par le délire onirique, le malade arrive très rapidement à la systématisation telle qu'on la rencontre dans la psychose hallucinatoire chronique.

Cette systématisation est aussi variable dans la psychose post-onirique que dans la psychose hallucinatoire commune.

Lorsqu'elle existe, elle est constituée presque d'emblée mais il est des cas dans lesquels elle fait presqu'entièrement défaut pendant toute l'évolution et dans lesquels par conséquent l'affection est à forme d'hallucinose.

Allamagny, dans sa thèse sur les séquelles de l'onirisme alcoolique, distingue à cet égard, les trois formes suivantes :

1° Hallucinoses;

2° Psychoses hallucinatoires chroniques;

3° Psychoses hallucinatoires à évolution démentielle.

On trouve d'ailleurs « toute la série des cas de transition entre les deux pôles représentés par l'hallucinose et la psychose hallucinatoire ».

La terminaison de la psychose post-onirique présente une particularité qui n'existe pas dans la psychose hallucinatoire chronique: c'est la possibilité de la guérison même après une longue évolution. Tous les auteurs ont insisté sur cette éventualité pronostique, dans ces formes qu'on a tour à tour décrites sous le nom de délire de persécution alcoolique, de folie systématisée alcoolique, de paranoïa alcoolique chronique, de délire alcoolique continu, etc...

L'observation de Vallon et Bessière est tout à fait démonstrative à cet égard: le malade qu'ils ont présenté à la Société de psychiâtrie avait évolué sous la forme d'une psychose hallucinatoire typique avec polyhallucinations en particulier hallucinations auditives et psycho-motrices, écho et fuite de la pensée. L'affection dura neuf ans et fut suivie d'une guérison complète.

L'existence de ces guérisons tardives, ne permet donc pas de porter un pronostic certain de chronicité même en présence d'une évolution déjà ancienne.

Il y a plus. *Il existe entre la psychose hallucinatoire post-onirique nettement constituée et les phases de réveil traînantes dont l'évolution prolongée est caractérisée en particulier par la persistance des hallucinations auditives, toutes les formes intermédiaires de passage.* De telle sorte que si on voulait classer les syndromes que nous avons en vue d'après leur évolution et leur durée, on obtiendrait de façon un peu schématique l'ordre suivant:

1° Phase de réveil à forme traînante avec persistance des hallucinations auditives;

2° Psychose hallucinatoire, à évolution favorable en quelques mois, suivant le type décrit par Séglas, Farnarier;

3° Hallucinose, hallucinations persistantes (Chaslin), (observations de guérison après plusieurs années d'évolution);

4° Psychose hallucinatoire commune (psychose hallucinatoire chronique de G. Ballet).

Quant à l'existence de l'évolution démentielle, le problème se pose dans les mêmes conditions pour la psychose hallucinatoire post-onirique que pour la psychose hallucinatoire chronique. Magnan et son école décrivent une dernière période démentielle. Falret, Régis, Arnaud contestent non la possibilité mais la fréquence de cette démence tardive.

Kræpelin, après avoir admis une évolution démentielle assez précoce (démence paranoïde) est revenu sur cette opinion (paraphrénies). G. Ballet considère comme secondaire la question de savoir s'il existe une démence tardive; il croit, au contraire essentiel de rejeter dans la démence paranoïde toutes les formes dont l'évolution démentielle est rapide et se fait en un ou deux ans et de les distinguer des formes légitimes de la psychose hallucinatoire chronique qui évoluent toujours pendant de très longues années sans affaiblissement démentiel.

Barbé a tout récemment publié trois observations de psychoses tardives au cours de l'alcoolisme chronique et a admis l'existence d'un affaiblissement démentiel. Il convient toutefois de remarquer que l'affaiblissement démentiel des malades de Barbé est un affaiblissement léger, et même dans une certaine mesure discutable.

L'évolution démentielle peut cependant exister plus nettement dans la psychose hallucinatoire post-onirique que dans la psychose hallucinatoire commune: cela se produit dans les cas où s'est développé parallèlement à la psychose une démence toxique, soit que cette démence toxique ait précédé et favorisé le développement de la psychose, soit qu'elle se soit développée en même temps ou peu après. Mais dans cet ensemble clinique, les deux syndromes, délirant et démentiel, s'ils peuvent s'associer et s'influencer dans une certaine mesure, n'ont en réalité d'autres liens entre eux que de dépendre d'un même facteur étiologique: l'intoxication.

Diagnostic. — Il nous paraît intéressant de faire un court chapitre de diagnostic, afin d'aller au devant de l'objection d'après laquelle la psychose hallucinatoire post-onirique ne serait qu'une psychose hallucinatoire commune ou accidentellement développée chez un alcoolique chronique, ou secondairement compliquée d'excès alcooliques.

L'autonomie étiologique de la psychose hallucinatoire post-onirique, depuis longtemps admise par les auteurs qui ont décrit la folie systématisée chronique dans l'alcoolisme (Chaslin), la paranoïa alcoolique chronique, le délire alcoolique continu (Soukhanoff et Wedensky) nous paraît légitimé par les caractères que nous avons attribués aux psychoses post-oniriques: éclosion immédiatement consécutive dans le temps à l'accès onirique; continuation directe dans la psychose hallucinatoire du contenu onirique (délire et hallucinations auditives), etc.., etc...

Nous ajouterions volontiers que la curabilité de certaines formes même très prolongées de la psychose post-onirique, curabilité qui ne se rencontre pas dans les formes de psychose hallucinatoire commune est un caractère différentiel de plus.

Ces considérations permettent d'opposer la psychose post-onirique et certaines formes de la psychose hallucinatoire chronique, dans lesquelles l'alcool n'intervient qu'à titre d'appoint.

Deux cas sont à considérer. Tantôt une psychose hallucinatoire chronique se développe chez un sujet atteint d'alcoolisme chronique et les deux syndromes, évoluent côte à côte sans s'influencer de façon appréciable et sans qu'il existe une relation de cause à effet entre eux. Il ne suffit pas, en effet, qu'une psychose hallucinatoire survienne dans un milieu, où l'alcoolisation est pour ainsi dire de règle, pour qu'elle soit considérée comme d'origine alcoolique. Tantôt — et c'est le cas le plus fréquent et le plus difficile — le début d'une psychose hallucinatoire chronique s'accompagne de tendances à l'excitation et porte le sujet à faire des excès alcooliques. Ceux-ci sont alors l'effet et non la cause de la psychose.

Le diagnostic se fait par l'anamnèse et la recherche exacte de la priorité dans la succession des phénomènes morbides.

La différenciation de la psychose hallucinatoire post-onirique et des idées fixes ou permanentes post-oniriques sera d'ordinaire facile.

Dans le second cas, en effet, il ne s'agit pas d'un délire actuellement en évolution, comme dans le premier cas, mais seulement d'une conviction délirante se rapportant à un délire passé. Cependant, il est des cas plus complexes où l'on peut voir survenir des interprétations délirantes ou même, un véritable système par lequel le malade tend à établir la réalité du délire passé.

Mais alors le système bâti rétrospectivement n'est pas à base hallucinatoire, il est en quelque sorte plus psychologique que pathologique, et n'est qu'une argumentation par laquelle le malade essaie de justifier sa conviction contre les suggestions contraires de l'entourage.

Dans d'autres cas, les faits sont encore plus complexes et l'on peut voir survenir un appoint imaginatif qui ne tend plus seulement à interpréter le délire passé, mais encore à le compléter et à l'enrichir par des éléments nouveaux. C'est ce qui s'est produit, à notre avis, chez un malade présenté par Chaslin à la Société de Psychiâtrie et qui a d'ailleurs, depuis, complètement guéri. G. Ballet, à propos de ce malade dit dans la discussion: « ... Ce qui est particulier dans ce cas, c'est que le reliquat du délire onirique va en s'amplifiant; on pourrait le comparer à un cône dont le sommet regarde l'épisode onirique, alors que d'ordinaire le cône est tourné en sens inverse, le délire s'atténuant peu à peu. »

Les psychoses hallucinatoires post-oniriques doivent être encore différenciées du délire alcoolique d'interprétation à forme jalouse. Celui-ci naît sous l'influence de l'exagération des tendances paranoïaques originelles que l'intoxication chronique produit chez certains prédisposés. Les accès oniriques, qui accidentent l'intoxication chronique, peuvent enrichir sous forme d'appoint le délire de jalousie; mais celui-ci peut se constituer en dehors de l'intervention de tout épisode onirique et n'est donc pas, au point de vue de sa genèse, une psychose post-onirique. D'autre part, le délire d'interprétation à forme jalouse ne s'accompagne pas d'hallucinations. Toutefois, les associations entre les deux affections sont fréquentes.

PSYCHOSES POST-ONIRIQUES A FORME AMNÉSIQUE

Syndrome de Korsakoff ou Psychose polynévritique

Les psychoses post-oniriques à forme amnésique se manifestent en clinique sous la forme qu'il est aujourd'hui classique de décrire sous le nom de syndrome de Korsakoff ou de Psychose polynévritique.

A cet égard, nous croyons qu'il est intéressant d'établir les relations qui unissent le syndrome de Korsakoff et la confusion mentale onirique, en particulier d'établir si le syndrome de Korsakoff est une confusion mentale prolongée, et par conséquent un état psychopathique primitif. ou si au contraire il n'est pas un état psychopathique secondaire dont l'évolution serait marquée par deux phases successives: l'une répondant à la confusion mentale, état primitif, l'autre au syndrome de Korsakoff, état secondaire.

En d'autres termes, et pour mieux préciser la question, est-on en droit de dire que le syndrome de Korsakoff est toujours précédé dans son développement d'un accès de confusion mentale qu'il prolonge et auquel il survit?

Régis dit à cet égard: « Les partisans les plus convaincus des idées de Korsakoff reconnaissent que cette amnésie est précédée *presque toujours sinon toujours*, dans les cas surtout où il s'agit d'une polynévrite non alcoolique, par des phénomènes de désorientation et un tableau ressemblant à la confusion mentale aiguë (Soukhanoff). »

Dupré s'exprime à peu près de même: « Les prodromes sont extrêmement divers dans leur durée et leur nature. Le développement des troubles psychiques au cours des polynévrites s'annonce, en général, par de l'insomnie, de l'excitation intellectuelle, des changements dans le caractère: le malade a l'air hébété ou ahuri, ou inquiet et anxieux, principalement le soir, dans l'obscurité. A ce moment peuvent apparaître des illusions ou des hallucinations, surtout visuelles et tactiles. Dans certains cas, chez les alcooliques, la période prodromique est représentée par un redoublement des troubles cérébraux ordinaires de l'intoxication chronique (agitation, cauchemars, tremblement, etc...). »

On retrouve la même opinion dans le beau Traité publié récemment par Chaslin: « Quelquefois début insidieux; *plus souvent par le délirium tremens.* »

Rogues de Fursac, dont le manuel reproduit la classification et les idées de Kräpelin, écrit: « Quelques fois les accidents de la psychose polynévritique s'établissent peu à peu sans aucun phénomène bruyant; beaucoup plus souvent le début est aigu: l'agitation, les hallucinations multiples et l'angoisse simulent à s'y méprendre le délirium tremens. Au bout de quelques jours l'agitation tombe, mais la désorientation persiste et l'amnésie caractéristique s'installe conjointement avec les phénomènes de polynévrite. »

De ce qui précède on peut conclure pensons-nous que le syndrome de Korsakoff est un état psychopathique secondaire à la confusion mentale, autrement dit post-confusionnel.

Mais il existe une confusion mentale asthénique simple, sans manifestations oniriques au moins notables, et une confusion mentale onirique. Les termes post-confusionnel et post-onirique, nous l'avons déjà dit, ne sont donc pas exactement synonimes, et si le syndrome de Korsakoff est toujours un état psychopathique post-confusionnel, on peut se demander s'il est aussi toujours un état psychopathique post-onirique, autrement dit s'il ne survient qu'à la suite des confusions mentales accompagnées d'onirisme. Nous ne pensons pas qu'on puisse affirmer qu'il en est toujours ainsi, mais nous pensons qu'on peut dire qu'il en est ainsi au moins dans la plupart des cas. Et c'est en ce sens que le syndrome de Korsakoff peut prendre place parmi les psychoses post-oniriques.

⁂

On objectera à cette interprétation que le syndrome de Korsakoff est présenté dans la plupart des descriptions comme constitué par l'association de différents symptômes: amnésie, délire, hallucinations et confusion mentale, de telle sorte que le délire, les hallucinations et la confusion paraissent faire partie intégrante du syndrome non seulement dans son début, mais encore pendant tout le cours de l'évolution. C'est ainsi qu'on décrit habituellement à côté de la forme amnésique, des formes confusionnelles, hallucinatoires et délirantes.

Charcot, dès 1884, avait insisté sur l'amnésie et sur l'amnésie seulement au cours de la polynévrite alcoolique.

Korsakoff et ses successeurs, Serbski et Soukhanoff, ont placé l'amnésie au premier plan et en ont fait le symptôme essentiel.

Mabille, au congrès de Marseille s'exprimait ainsi: « Ce qui me paraît surtout dominant dans l'étude de ces psychoses par auto-intoxication avec ou sans polynévrites, c'est la persistance fort longue des troubles amnésiques, alors *même que les autres troubles*, les troubles névritiques, en particulier, ont disparu ».

Quant à Chaslin, voici comment il résume la description du syndrome de Korsakoff: « Je rappelle encore que ce syndrome consiste en la réunion plus ou moins complètes des signes suivants:

Perte des souvenirs (amnésie rétrograde);

Incapacité d'en acquérir de nouveaux (amnésie antérograde, amnésie continue, perte du pouvoir d'acquisition);

Pseudo-souvenirs;

Désorientation dans le temps et le monde extérieur.

Quand il n'y a pas de confusion ni de démence marquée, ce qui me paraît être fréquent, il s'y joint une humeur à la fois indifférente et optimiste bien spéciale. »

Rogues de Fursac, enfin, donne la définition suivante: « La psychose polynévritique ou maladie de Korsakoff est une affection constituée par l'association de phénomènes de polynévrite et de troubles mentaux spécifiques, parmi lesquels *l'amnésie sous diverses formes tient une place prépondérante* ».

Nous donnons ces citations pour montrer que contrairement aux descriptions traditionnelles qui mettent sur le même plan les formes confusionnelles, délirantes, hallucinatoires et amnésiques, la forme amnésique est de beaucoup la plus importante et la plus fréquente. Plus exactement les formes confusionnelles, délirantes et hallucinatoires sont des formes de début et correspondent à la phase originelle de confusion mentale plus ou moins prolongée; la forme amnésique, au contraire, correspond à la période d'état et de terminaison, c'est-à-dire à la phase post-confusionnelle ou post-onirique suivant les cas.

Nous avons donné ailleurs (La Pratique psychiâtrique, 1914) une description du syndrome de Korsakoff conforme à cette façon de voir. Nous en reproduisons ici le début pour bien préciser notre pensée.

« La psychose polynévritique survient quelquefois d'emblée, mais est précédée plus souvent d'une phase de confusion mentale onirique, que celle-ci soit symptomatique d'une pyrexie ou d'un accès subaigu de l'alcoolisme chronique. C'est alors dans la phase de réveil de la confusion mentale onirique qu'apparaissent les premiers troubles. Contrairement à ce qui a lieu d'ordinaire, le réveil ne se fait pas complètement, il persiste de la confusion, de l'amnésie, des idées fixes post-oniriques, de la désorientation : l'accès de confusion mentale passe, la psychose polynévritique continue à évoluer pour son propre compte.

Période d'état. — On a décrit des formes confusionnelles, délirantes, hallucinatoires, amnésiques. En fait, la confusion, le délire, les hallucinations ne sont d'ordinaire que des épiphénomènes, appartenant soit à la confusion mentale aigue qui précède la constitution du syndrome, soit aux accès confusionnels épisodiques qui peuvent venir accidenter l'évolution. *La forme habituelle de la psychose polynévritique est la forme amnésique*... L'amnésie est le trouble essentiel et fondamental... »

*
**

L'opinion des auteurs que nous avons rapportée plus haut sur l'importance prédominante de l'amnésie dans le syndrome de Korsakoff, et l'évolution de l'affection sous la forme d'un syndrome amnésique post-confusionnel ou plus souvent post-onirique nous paraît conforme aux enseignements de la clinique.

Nous avons dépouillé à cet égard un grand nombre d'observations de Psychose polynévritique. Malheureusement, il en est beaucoup dans lesquelles le mode de début n'est pas nettement indiqué. Toutefois, de l'ensemble de ces observations, il nous paraît résulter que l'enchaînement des troubles morbides se fait presque toujours de la façon suivante.

Le début est en rapport soit avec une infection aigue (fièvre typhoïde, grippe, etc...), soit avec une intoxication chronique (alcool, paludisme, etc...), soit avec une auto-intoxication (épuisement, éclampsie, etc...). Au cours de l'infection ou de l'intoxication, cause déterminante de tous les accidents consécutifs, éclate un accès de confusion mentale. L'existence de cet accès confusionnel, qui ouvre la série des troubles psychiques, paraît être une règle à peu près sans exception. On le retrouve dans toutes les observations, dans lesquelles le début est indiqué assez complètement.

Quelle forme revêt l'accès de confusion mentale initial? Exceptionnellement la forme asthénique simple; presque toujours la forme onirique.

Il nous paraît difficile de contester qu'un accès de confusion mentale asthénique simple puisse être suivi d'un syndrome de Korsakoff. Mais les observations de ce genre sont exceptionnelles et dans ces observations même ou bien l'accès n'a pas été entièrement à forme asthénique, et s'est accompagné de quelques légères manifestations oniriques, ou bien le syndrome de Korsakoff qui le suit n'est qu'ébauché, incomplet et d'évolution assez courte (quelques semaines en moyenne).

Mais, ces cas assez rares mis à part, on peut dire que le syndrome de Korsakoff est en fait toujours précédé d'un accès de confusion mentale à forme onirique et que dans la plupart des cas la gravité et la durée du syndrome amnésique est en relation avec l'importance et l'intensité des manifestations oniriques, ou — ce qui est d'ordinaire la même chose — avec la gravité de l'accès confusionnel.

Donc, à l'origine du syndrome de Korsakoff, il y a un accès de confusion. Cet accès est à forme onirique. Nous ajouterons qu'il est dans la plupart des cas, à forme longue et à évolution lente et prolongée.

Au point de vue pathogénique, la forme trainante de l'accès dépend pour une part de l'intensité de l'infection ou de l'ancienneté et de la gravité de l'intoxication. Mais elle dépend surtout du terrain, soit qu'il y est épuisement rapide de l'état général, soit qu'il existe une adultération plus ou moins ancienne de l'organisme, en particulier des glandes d'élimination. A cet égard, on n'a pas assez insisté, semble-t-il, sur l'âge auquel survient de façon élective le syndrome de Korsakoff. Chaslin y fait allusion dans une note au bas d'une page: « J'ajouterai cette remarque, dit-il, que les trois malades que j'ai vus présentant ce syndrome et qui n'étaient pas des déments séniles, mais l'un alcoolique, l'autre syphilitique et le dernier alcoolique et syphilitique, avaient autour de 60 ans. Et Bo... avait 64 ans. » Presque tous les cas de syndrome de Korsakoff, nettement accusés et à forme durable, surviennent chez des sujets ayant atteint ou dépassé la cinquantaine. Seuls, les syndromes ébauchés et à évolution courte sur lesquels nous reviendrons, peuvent survenir chez des sujets jeunes ou au début et au cours de l'âge adulte. Cette remarque clinique explique vraisemblablement comment au point de vue pathogénique les cellules cérébrales mal irriguées et dénutries des sujets âgés réparent lentement, difficilement et incomplètement les lésions toxiques, et comment se constituent des accès confusionnels à forme trainante, suivis de syndromes amnésiques à évolution lente, parfois même chronique et démentielle.

Au point de vue clinique, la forme traînante de l'accès confusionnel tient moins à la persistance des accidents oniriques proprement dits, qu'à la lenteur de la phase de réveil.

Celle-ci se prolonge parfois pendant des semaines ou même des mois. Tous les symptomes constitutifs de l'accès confusionnel ne s'effacent qu'insensiblement par une sorte de lysis très lente, à oscillations irrégulières, de telle sorte que dans cette longue phase de réveil on retrouve les éléments suivants:

Récidives oniriques;
Confusion persistante;
Emotivité. Phobies;
Idées fixes post-oniriques;
Amnésie.

De ces éléments, les quatre premiers ont tendance à s'atténuer de plus en plus alors que l'amnésie, au contraire, devient de plus en plus marquée et ne tarde pas à devenir le trouble prédominant ou unique. Le contraste entre l'aggravation de l'amnésie et l'amélioration des autres troubles caractérise cette forme prolongée de la phase de réveil.

Dans cette évolution, le syndrome amnésique de Korsakoff ne succède donc que par une transition insensible à l'accès onirique initial; il y a en quelque sorte imbrication entre la phase de réveil prolongée et la période d'état du syndrome amnésique. Ainsi s'expliquent les divisions traditionnelles en formes confusionnelles, délirantes, hallucinatoires et amnésiques. Ces divisions, si elles sont manifestement inexactes pour les syndromes de Korsakoff de longue durée, paraissent, par contre, admissibles, au moins de prime abord, pour les syndromes de Korsakoff à évolution brève et caractérisés par une courte survie du syndrome amnésique secondaire. La distinction entre ces deux formes d'ailleurs reliées entre elles par tous les cas de transition nous paraît importante et mérite qu'on y insiste.

⁂

Les syndromes de Korsakow ébauchés, incomplets et à évolution courte, succèdent surtout aux pyréxies, aux convalescences des maladies aigues et aux états d'épuisement. Ce sont les formes des sujets jeunes ou adultes, chez qui la *restitutio ad integrum* trouve un terrain favorable et se fait facilement et rapidement. Elles sont au point de vue clinique caractérisées par une courte survie de la forme amnésique type à l'accès confusionnel initial et par conséquent par une période d'état où se trouvent imbriqués presque jusqu'à la fin l'amnésie d'une part, les autres éléments de la confusion originelle d'autre part. Les malades sont non seulement amnésiques mais encore obtus, inattentifs, vite fatigués, émotifs, anxieux, phobiques, hésitants, dépourvus de spontanéïté, sujets à des courtes reprises oniriques, troublés par des convictions délirantes post-oniriques. Leur état correspond à une sorte de forme obsessionnelle ou neurasthénique du syndrome, dans lequel l'amnésie, quoique parfois très marquée, ne se détache pas nettement de l'ensemble clinique. Elle est cependant le trouble le plus persistant, celui qui disparaît le dernier, celui par conséquent qui en fin d'évolution représente la dernière survivance morbide.

Cette forme neurasthénique est curable et rapidement curable et ne dure que de quelques semaines à quelques mois.

Les syndromes de Korsakoff typiques et nettement constitués, sont au contraire de longue durée. Ils surviennent à la suite de toxi-infections ou mieux d'auto-intoxications anciennes, au premier rang desquelles il faut citer *l'alcoolisme, le paludisme, la tuberculose, l'éclampsie, l'insolation, etc..., et plus souvent encore l'action combinée de ces différents facteurs étiologiques*. Ils surviennent surtout — et c'est là un point essentiel de leur histoire — chez des sujets âgés ayant d'ordinaire atteint ou dépassé la cinquantaine, et plus particulièrement chez des sujets plus ou moins artério-scléreux ou précocement séniles, ayant des organes adultérés de longue date et un cerveau mal irrigué et dénutri.

Au point de vue clinique, l'accès confusionnel originel est suivi d'une phase de réveil toujours très prolongée. Mais comme le syndrome est de longue durée, il y a insensiblement disparition de tous les éléments confusionnels et persistance de l'amnésie. Celle-ci peut survivre pendant des mois et même des années (durée moyenne de 1 à 2 ans). Elle devient le symptôme essentiel fondamental parfois unique de l'état psychopathique secondaire et caractérise la forme typique du syndrome de Korsakoff qui est la forme amnésique.

Nous n'insisterons pas sur les caractères bien connus de cette amnésie à la fois rétrograde et antérograde, mais surtout antérograde. Nous indiquerons seulement la forme un peu spéciale qu'elle imprime aux idées fixes post-oniriques, quand celles-ci existent concurremment avec l'amnésie type Korsakoff.

Nous nous sommes efforcés de montrer que les idées fixes post-oniriques proprement dites n'étaient pas inconscientes et que le sujet appuyait toujours sa conviction sur les souvenirs qu'il avait conservés de l'épisode onirique initial. Mais lorsque les idées fixes post-oniriques existent au cours du syndrome de Korsakoff, il n'en est pas toujours ainsi et elles peuvent alors, mais alors seulement être inconscientes et n'être pas rattachées par le sujet à l'épisode onirique qui leur a donné naissance et qui est oublié. C'est parce que dans ces cas l'amnésie rétrograde a effacé les faits que le malade avait antérieurement plus ou moins bien fixés, aussi bien ceux qui se rapportent à l'accès onirique, que ceux d'une partie de la vie antérieure du malade.

La conviction délirante seule persiste, tandis que son origine et les faits hallucinatoires ou délirants qui lui ont servi de base, sont oubliés par le malade; ces idées fixes post-oniriques sont bien alors d'origine subconsciente ou inconsciente. Il est fréquent que le malade ait d'abord le souvenir de l'origine de sa conviction, et ne le perde que secondairement par suite des progrès de l'amnésie rétrograde.

Quant à la possibilité de réveiller dans l'hypnose le souvenir perdu de l'accès, nous pensons comme nous l'avons déjà dit plus haut, qu'il faudrait d'abord établir la valeur exacte de l'hypnose et démontrer son existence en dehors des faits de supercherie, de complaisance ou de simulation plus ou moins pathologique.

Contrairement à la forme neurasthénique, dont nous avons dit qu'elle évoluait en quelques semaines ou quelques mois vers la guérison, la forme amnésique du syndrome de Korsakoff proprement dit est de longue durée, n'aboutit à la guérison quand celle-ci doit se produire, qu'après un an ou deux et évolue parfois vers la chronicité et même la démence.

En résumé, les psychoses post-oniriques à forme amnésique sont caractérisées par le développement, au cours d'une phase de réveil onirique à forme traînante, d'une amnésie rétro-antérograde continue, évoluant tantôt vers la guérison en quelques mois ou en quelques années, tantôt vers la chronicité et même la démence.

Aux psychoses post-oniriques à forme amnésique, doivent être rattachées presque tous, sinon tous les cas que l'on a décrit sous le nom de Syndrome de Korsakoff ou de Psychoses polynévritiques. A ce point de vue, nous rappellerons que Séglas, dans son admirable leçon sur « Les Troubles de la mémoire et l'amnésie continue dans la confusion mentale primitive » a non seulement montré que l'évolution des accidents était bien celle que nous avons admise plus haut, mais encore insisté sur l'identité de l'évolution, de la symptomatologie et de l'étiologie, dans la Psychose polynévritique et dans l'amnésie continue post-confusionnelle.

PSYCHOSES POST-ONIRIQUES A FORME DEMENTIELLE

Une démence post-onirique, s'il en existe, doit présenter, croyons-nous, les caractères que nous avons déjà indiqués précédemment et que nous rappelons:

1° Ne pas exister avant l'accès onirique;

2° Succéder directement et immédiatement dans le temps à l'accès onirique;

3° Emprunter tout ou partie des éléments constitutifs de l'épisode onirique ou ne se transformer que par une transition insensible;

4° Affecter, en un mot, avec l'accès onirique initial, des rapports tels qu'il paraisse invraisemblable de contester à l'accès onirique le rôle d'une course étiologique importante et au moins occasionnelle.

Il convient, à cet égard, que la discussion porte sur les deux formes suivantes:

1° Confusion mentale chronique;

2° Démence précoce post-confusionnelle.

CONFUSION MENTALE CHRONIQUE

Régis écrit au sujet de la confusion mentale chronique: « Le passage possible de la confusion mentale à la chronicité n'a pu échapper aux observateurs et il a été notamment mentionné en termes plus ou moins exprès par Chaslin, Séglas, Gombault, Toulouse et Damaye, Régis, J.-B. Boston (M. S., 1906-1907). *Mais si la confusion mentale chronique est implicitement admise, elle n'a jamais, que nous sachions, été décrite, malgré son importance nosologique.* » (Précis de Psychiâtrie, 1914).

Il n'existe en fait qu'une description de la confusion mentale chronique. Elle est due à Régis et Laurès. Nous en donnons ci-dessous un aperçu, par des extraits empruntés au très bel article sur les Confusions mentales de Régis et Hesnard. (Traité International).

« La confusion mentale chronique offre les mêmes signes psychiques que la confusion mentale aigue ou subaigue (torpeur cérébrale, ralentissement de l'activité gnes psychiques que la confusion mentale aigue ou tion, de l'assimilation, de la perception, de la compréhention, apathie émotionnelle et affective, aboulie, délire onirique, etc...) et aussi les mêmes signes physiques (facies hébété, troubles idéo-moteurs, symptômes d'intoxication, etc...).

« Il faut y noter la persistance et la prédominance fréquentes des stéréotypies kinétiques et akinétiques, des manifestations catatoniques qui sont habituellement passagères dans la confusion mentale aigue, l'apparition ou l'exagération des grimaces et des tics.

« D'autres symptômes nous paraissent d'une gravité pronostique encore plus manifeste, et doivent faire prévoir la chronicité, avec tendance possible vers la terminaison démentielle: ébauche et persistance de négativisme, de suggestibilité, perte complète de l'auto-critique, fléchissement net du jugement et du sens logique, indifférence émotive, souvent dissociée de l'apathie intellectuelle; celle-ci peut, au contraire, rétrocéder, et permettee à l'esprit de récupérer en grande partie ses fonctions de perception, d'assimilation et de compréhension, sans que l'activité extérieure manifeste le retour de l'intérêt à l'existence.....

« Le passage de l'état chronique s'annonce, suivant une loi générale de l'évolution des psychoses, par le retour à la santé physique. Les malades reprennent un teint de santé, un embonpoint satisfaisant, mangent avec appétit, quelquefois avec voracité, digèrent parfaitement, ont un sommeil excellent. Le poids augmente sensiblement. Les urines et les sécrétions se régularisent, et tout l'organisme semble reprendre l'équilibre le plus stable, hor-

« mi les fonctions psychiques qui restent paresseuses, ra-
« lenties, diminuées et accusent un acheminement de l'ob-
« tusion psychique première vers l'anéantissement lent de
« la vie mentale.....

« Enfin la confusion mentale chronique à son tour peut
« aboutir à la démence, quand une guérison, de plus en
« plus problématique à mesure que la maladie se pro-
« longe, ne vient pas arrêter cette lente et insensible évo-
« lution. Nous avons dit qu'elle versait parfois dans la
« démence précoce. C'est la théorie de l'origine confusion-
« nelle de la démence précoce (Régis et Laurès). D'autre
« fois elle aboutit à un état de démence fruste. »

A la lecture de cette description, on est frappé de la similitude, nous dirions presque de l'identité qui existe entre la confusion mentale chronique ainsi comprise, et certaines formes de la démence précoce. On chercherait en vain les caractères différentiels de cette confusion mentale chronique et des formes démentielles simples, et surtout des formes dites frustes, arrêtées ou en rémission de la démence précoce. Et alors la question nous paraît devoir se poser ainsi :

Ou bien il existe une confusion mentale chronique autre que la forme décrite par Régis et Laurès. (C'est, pensons-nous, l'opinion de Chaslin qui dans son enseignement oral (leçon faite à la clinique des maladies mentales de Sainte-Anne, février 1914) trouvait que l'extension donnée à la confusion mentale chronique par Régis était à la fois trop compréhensive, et trop précise). Dans ce cas, cette confusion mentale chronique, qui n'a encore été ni décrite, ni nettement isolée, ne saurait être considérée comme une psychose post-confusionnelle ou post-onirique. Le passage à la chronicité, en effet, même s'il y a une atténuation des symptômes aigus du début, ne constitue pas le développement d'une psychose secondaire ; la manie chronique par exemple ne peut être considérée comme une psychose post-maniaque ;

Ou bien, au contraire, la confusion mentale chronique n'existe pas en dehors de la forme décrite sous ce nom par Régis et Laurès et alors il nous paraît difficile de la différencier de la démence précoce, en particulier de la démence précoce post-confusionnelle des mêmes auteurs. C'est bien là, en tout cas, la conclusion à laquelle se rallieraient, croyons-nous, Toulouse et Damaye. Ces auteurs, en effet, ont voulu non distinguer les confus chroniques des déments précoces, mais seulement contester la nature démentielle de l'état mental des malades dits déments précoces, et n'y voir qu'un état de confusion chronique. Marchand écrit de même à ce propos (Manuel, 1908).

... « *Passage de l'état chronique.* — Dans la confusion mentale chronique, les troubles physiques disparaissent, la nutrition se rétablit, mais la confusion dans les idées et la torpeur cérébrale persistent. *Les sujets ne tardent pas à présenter des symptômes d'affaiblissement intellectuel et deviennent soit des déments précoces, soit des déments vésaniques.* »

Si donc la confusion mentale chronique n'est en réalité qu'une forme démentielle, sa place dans les psychoses post-oniriques nous paraît devoir être discutée en même temps que celle de la démence précoce dite post-confusionnelle.

DÉMENCE PRÉCOCE POST-CONFUSIONNELLE (1)

La conception de la démence précoce telle que l'a introduite Krapelin dans la Psychiâtrie contemporaine se rapporte à une affection essentiellement primitive et autonome, d'emblée caractérisée par l'existence d'un affaiblissement démentiel primitif. Ainsi comprise, la démence précoce ne saurait à aucun point de vue être considérée comme une psychopathie secondaire et s'il est commun de voir son mode de début se faire du moins en appa-

(1) L'appellation de démence précoce post-confusionnelle est celle qu'a adoptée Régis. En fait l'accès confusionnel, dans ce cas, est toujours un accès de confusion mentale typique avec délire onirique. Il est donc aussi exact de dire : démence précoce post-onirique. Nous emploierons donc indifféremment les deux appellations.

rence sous la forme d'un accès onirique, celui-ci ne doit pas être considéré comme un accès primitif aboutissant secondairement à un état démentiel, mais au contraire comme une des manifestations symptomatiques d'une démence déjà en évolution.

A cette conception d'origine allemande, à laquelle s'est ralliée une partie des psychiâtres françaises (1), Régis a opposé avec la plus grande netteté une conception qui est, à peine modifiée mais rajeunie, modernisée la conception de l'ancienne école française.

D'une part, en effet, Régis réscuscite la démence précoce de Morel, à nouveau décrite en France par Ritti sous le nom d'Hébéphrénie et en fait la démence précoce constitutionnelle ou dégénérative. Celle-ci est bien une affection primitive, d'emblée caractérisée par l'apparition d'un affaiblissement démentiel primitif et rapide, et rentre de plein droit dans le cadre de la démence précoce entendue au sens de Krapelin.

D'autre part — et c'est là le point important pour notre étude — il oppose à cette démence précoce primitive et constitutionnelle, une forme de démence précoce qui n'est pas primitive, qui n'est pas ou qui n'est que peu constitutionnelle, qui est, au contraire, acquise et d'origine toxi-infectieuse et représente avant tout un état psychopathique secondaire, aboutissant d'un accès confusionnel qui, au lieu de guérir, évolue vers une démence secondaire: c'est la *démence précoce post-confusionnelle ou post-onirique.*

On retrouve ici l'ancienne conception française, pour laquelle les états psychopathiques aigues pouvaient quand ils ne guérissaient pas donner naissance à des délires ou à des démences secondaires.

(1) Deny et Lhermitte disent notamment à propos de la démence précoce : « Il faut, au contraire, en rejeter délibérément les états démentiels secondaires post-nevrosiques ou psychosiques, quelle que soit la date de leur apparition..... La marque propre, en effet, des états qui relèvent de la démence précoce, c'est qu'ils *sont démentiels d'emblée*, le mot démence étant pris au sens *d'affaiblissement de l'activité mentale, de déficit intellectuel, quel que soit son degré, à la condition qu'il soit définitif.* » (Traité International, 1914.)

La pathogénie s'est enrichie entre temps de toutes les acquisitions nouvelles sur le rôle des toxi-intoxications dans la genèse des psychopathies et la confusion mentale a pris place parmi les états psychopathiques aigus à côté de la manie, de la mélancolie et des délires d'emblée des dégénérés.

Mais au point de vue clinique, la conception reste la même. La manie et la mélancolie donnent naissance à des délires systématisés secondaires, plus rarement à la démence secondaire; la confusion mentale, qui a englobé la plus grande partie des délires d'emblée, donne naissance à la démence secondaire, plus rarement aux délires systématisés secondaires. Les termes seuls ont changé; à quelques nuances près, la démence précoce a pris la place de la démence vésanique.

Régis précise ainsi l'évolution de la démence précoce post-confusionnelle: « Il existe pour ainsi dire trois stades successifs: un premier stade. stade aigu, qui n'est autre qu'un accès ordinaire de confusion mentale, essentiellement curable par conséquent; un second stade, stade de transition, dans lequel la confusion mentale aigue, qui prend des caractères spéciaux, tend vers la chronicité tout en restant encore curable (confusion mentale préchronique); un troisième stade enfin, stade d'incurabilité et de démence (démence post-confusionnelle). C'est, en somme, une évolution comparable à l'évolution des autres psychoses généralisées aigues, manie et mélancolie. »

Quant aux arguments par lesquels Régis défend sa conception, ils sont les uns d'ordre étiologique et pathogénique; les autres d'ordre clinique et évolutif.

Contrairement à la démence précoce constitutionnelle ou dégénérative, la démence précoce post-confusionnelle exige un minimum de prédisposition et est au maximum « la grande maladie mentale, dégagée de plus en plus, dans sa forme ordinaire, non dégénérative, du déterminisme constitutionnel des anciennes vésanies et dégénérescences et explicable, dans son évolution, sa symptomatologie, et même sa signification anatomique, par l'action d'une auto-intoxication lente, du même ordre biologique que celle qui produit les maladies somatiques et qui n'exige, comme elles, qu'une prédisposition banale, sans doute par fragilité native du tissu cortical. »

D'autre part, toujours d'après Régis, il n'existe pas de différence entre les confusions mentales qui guérissent et celles qui évoluent vers la démence.

« Il s'agit d'accès de confusion mentale aigue, typique, infectieuse ou toxique, exactement semblables les uns aux autres et dont certains ont guéri, comme guérit souvent la confusion mentale, tandis que d'autres ne guérissaient pas et finissaient par la démence précoce. La démence précoce est donc bien là une psychose secondaire et, comme nous disons, post-confusionnelle.

« Quand à admettre que la démence précoce existe déjà dès le début et que l'explosion confusionnelle n'en est en quelque sorte que le signal-symptôme, cela n'est guère possible, en raison des autres faits, des faits-témoins, dans lesquels les sujets guérissent et guérissent sans déficit.

« Voilà une des raisons principales, raison d'évolution clinique s'il en fut, pour lesquelles nous estimons que la démence précoce est souvent non une psychose primitive s'accompagnant de confusion, mais une psychose secondaire, consécutive à une confusion mentale. »

Les idées de Régis sont au moins en partie celles d'un grand nombre d'autres psychiâtres français. A cet égard, nous rappellerons que Dupré professe une opinion très voisine de celle de Régis. Si nous ne trahissons pas sa pensée, maintes fois exprimée dans son enseignement oral, nous croyons pouvoir dire que pour lui la démence précoce n'est pas un état psychopathique primitif, mais au contraire un état secondaire, un aboutissant ou une terminaison possible des différentes psychoses aigues soit toxiques soit plus souvent encore vésaniques.

Marchand est conduit par des considérations anatomo-pathologiques à la même conception :

« Des altérations méningées avec sclérose cérebrale superficielle peuvent s'observer dans certaines formes de cette affection. Cette constatation n'a rien qui doive nous surprendre puisque la démence précoce apparait parfois à la suite d'un état toxi-infectieux ayant déterminé primitivement un syndrome confusionnel. Comme les examens histologiques portent généralement sur des cas dont le début remonte à plusieurs années, on n'observe plus une inflammation méningée franche, mais seulement des épaississements et des apparences méningées. Mais on peut supposer qu'au début même de la maladie, l'inflammation méningée était plus accusée. C'est pour distinguer ces cas de ceux dans lesquels les lésions portent uniquement sur les éléments neuro-épithéliaux que j'ai distingué, en ne tenant compte que des cas extrêmes des démences précoces acquises; les premières surviennent sans cause apparente immédiate chez des sujets à hérédité souvent chargée; un élément toxi-infectieux marque le début des secondes. Bien entendu, entre ces deux formes il existe de nombreux cas, intermédiaires dans lesquels méninges et éléments neuro-épithéliaux sont lésés simultanément. »

⁂

On comprendra que nous ayons quelques hésitations à présenter des objections à la doctrine si vigoureusement défendue par le savant professeur de Bordeaux, dont l'autorité est si justement appréciée dans le monde scientifique. Nous le ferons cependant, car c'est notre devoir de rapporteur.

Au point de vue étiologique la démence précoce a d'abord été présentée comme le type de la maladie accidentelle, acquise, d'origine toxi-infectieuse. Cette opinion a été notamment défendue au Congrès de Pau. Il est curieux de voir comment Régis arrive, par une autre voie, à rejoindre l'opinion première des nosographes de la démence précoce. Mais depuis ce temps, il semble que l'on ait fait une part plus large au facteur héréditaire. Deny et Lhermitte, disent à cet égard :

« Si la démence précoce ne se rencontre pas habituellement parmi les individus qui représentent le type du dégénéré héréditaire tel que l'a défini Morel, il est fréquent de constater chez lui des tares héréditaires, soit psychopathiques, soit névropathiques. Et si l'on se pose la question de savoir si la démence précoce est une affection constitutionnelle ou une maladie accidentelle, on voit quelle en sera la réponse: constitutionnelle de par l'hérédité qui crée la fragilité des neurones corticaux, elle est accidentelle en raison des influences pathogéniques dont dépendent les dégénérescences des éléments nerveux, cause essentielle de la déchéance mentale. »

S'il en est ainsi, et si la démence précoce est au point de vue étiologique et pathogénique, une affection d'origine mixte, combien devient-il difficile de doser exactement la part de la cause prédisposante et de la cause déterminante, et surtout de faire une délimitation nette entre les formes dépendant surtout de la première cause et celles dépendant de la seconde?

Quant à l'évolution clinique elle montre qu'un accès confusionnel peut survenir à la période d'invasion d'une démence précoce, qui, cette circonstance exceptée, présente tous les autres caractères des démences précoces constitutionnelles: hérédité chargée, stigmates de dégénérescence, physique et psychique, apparition à la puberté, etc... Ces cas, quelques rares qu'ils soient, doivent-ils être interprétés comme des formes primitives ou secondaires?

D'autre part, même dans les formes qui paraissent nettement post-confusionnelles, il n'est pas exceptionnel de retrouver par l'anamnèse l'existence d'une période prodromique dont les manifestations passées plus ou moins inaperçues ont précédé l'accès confusionnel mais n'ont pris toute leur signification morbide qu'en présence de l'évolution últérieure. La distinction entre les deux formes reposerait-elle dans ces cas uniquement sur l'existence ou la non-existence de prodromes plus ou moins discrets?

Il est fréquent, en outre, les accès confusionnels récidiver en plus ou moins grand nombre au cours de l'évolution d'une démence précoce. Faut-il admettre que dans ces cas le premier accès a une importance et une signification nettement différentes de celles des accès suivants?

Ne peut-on pas encore objecter qu'il serait singulier que deux formes aussi distinctes au point de vue étiologique et pathogénique, puissent au point de vue clinique présenter une telle similitude non seulement de tous les symptômes pris en particulier, mais encore ,ce qui est le meilleur critérium nosographique, « de l'ensemble total des symptômes, de leurs rapports intrinsèques et de leur évolution », qu'on puisse les confondre en une seule description séméiologique?

L'anatomie pathologique ne peut encore apporter un critérium certain dans ce débat .Cependant une observation toute récente de Laignel Lavartine et Rose (Encéphale 1914), montre que les lésions de la démence neuroépithéliale peuvent rester assez longtemps silencieuses et précéder l'apparition des premières manifestations cliniques. Dans l'observation de ces auteurs, bien que le diagnostic de confusion mentale ait été d'abord porté, il semble que l'invasion ne s'est pas faite sous la forme d'un accès confusionnel. Mais si elle s'était faite sous cette forme, rien n'aurait cependant permis cliniquement et avant les constatations nécropsiques de conclure contre l'hypothèse d'une psychopathie post-confusionnelle?

Il serait possible de présenter encore d'autres objections, mais notre but n'est pas de conclure; nous nous efforçons seulement de poser les termes du problème pour la discussion du Congrès. Nous ne saurions d'ailleurs mieux en résumer les données que par cette citation de Régis lui-même:

« *La seule question en litige est celle de savoir si la démence précoce est une maladie toujours et essentiellement primitive, dans laquelle la confusion mentale intervient simplement à titre de symptôme, initial ou tardif, ou si, au contraire, la démence précoce n'est souvent elle-même que la suite, la terminaison d'une confusion mentale aigue qui n'a pas guéri.* »

APPOINTS POST-ONIRIQUES DANS LES PSYCHOPATHIES

La confusion mentale peut survenir en dehors de l'évolution de tout autre état psychopathique: c'est la confusion mentale primitive. La confusion mentale peut survenir sous forme d'accès intercurrents au cours de l'évolution des psychopathies: ce sont les confusions mentales secondaires.

Les confusions mentales secondaires sont presque toujours des confusions à forme onirique. Elles sont d'origine toxi-infectieuse comme la confusion mentale primitive; leur fréquence est toutefois favorisée par l'altération cérébrale, fonctionnelle ou organique, cause de la psychopathie préexistante.

Les confusions mentales secondaires peuvent se montrer au cours de toutes les psychopathies.

Le délire onirique dans les psychopathies est souvent épisodique, intermittent et de courte durée. Il peut rester indépendant des troubles mentaux sous-jacents et ne pas s'y incorporer en tout ou en partie. Il n'y a pas alors d'appoint post-onirique.

Dans d'autres cas, au contraire, le délire onirique disparaît, mais laisse à sa suite la conviction délirante dans la réalité des faits du rêve; ceux-ci sont alors incorporés en tout ou en partie aux troubles psychiques déjà existants, et ces idées fixes post-oniriques deviennent le point de départ de nouvelles interprétations et enrichissent le délire en évolution. Ainsi se constitue l'appoint post-onirique.

Ces appoints post-oniriques sont d'importance variable.

Dans les états démentiels: paralysie générale, démence sénile, démences organiques, etc..., ils sont souvent le point de départ de convictions délirantes dont l'origine onirique est souvent oubliée par le malade et qui interviennent dans la constitution de bouffées délirantes mégalomaniaques, érotiques (délire matrimonial des séniles), etc.., dans la fabulation des amnésies presbyophréniques et séniles, dans les hétéro-accusations de vol, de sévices, de viols de certains séniles, etc.

Dans la manie et la mélancolie les appoints post-oniriques sont rares et peu importants.

Dans l'épilepsie, dans la psychose hallucinatoire chronique et dans la démence paramoïde des débiles, les appoints post-oniriques peuvent intervenir sous forme de convictions délirantes soit à forme mégalomaniaque, soit à forme mystique.

Mais c'est surtout dans les délires d'interprétations que le rôle des appoints post-oniriques prête à discussion.

Nous ne ferons qu'une allusion rapide au délire d'interprétation à forme jalouse des alcooliques. Les accès oniriques y sont fréquents, survivent volontiers sous forme d'idées fixes post-oniriques et alimentent le délire de jalousie.

Dans la Psychose interprétatrice chronique, les malades interprètent tous les apports des sens, de la mémoire, de l'imagination, etc... Il est donc facile de prévoir qu'ils interpréteront également dans le sens de leur délire tout épisode onirique intercurrent. Mais l'onirisme quoique possible à la suite des paroxysmes d'agitation ou d'émotivité, ne s'y rencontre pas fréquemment.

Très fréquents, au contraire, sont des états que nous avons dès le début nettement distingués de l'onirisme proprement dit, mais qui en sont cependant très voisins: tels sont les rêves proprement dits, les états d'extase, les rêvasseries hypnagogiques, ou les rêveries de l'imagination créatrice. Ces faits débordent le cadre de l'onirisme tel que nous l'avons défini. Mais nous croyons devoir les signaler, en raison de l'importance qu'ils prennent dans certains cas.

C'est ainsi que Klippel et son élève Trenaunay ont décrit sous le nom de *délire systématisé de rêve à rêve*, une forme délirante de nature interprétative, croyons-nous, dans laquelle le délire était fait d'interprétations portant surtout non sur des épisodes oniriques véritables, mais sur des états voisins, tels qu'états extatiques, hypnagogiques ou rêves véritables.

Gilbert Ballet a de même publié une observation très intéressante du même genre sous le nom de *Délire onirique systématisé*. Lévy-Valensi et Genil-Perrin ont enfin communiqué tout récemment une observation très analogue, pensons-nous, au délire systématisé de rêve à rêve de Klippel et au délire systématisé onirique de G. Ballet. La différence qui sépare les états de rêve de ces malades des délires oniriques proprement dits, résulte du titre même que ces auteurs ont donné à leur communication: *Délire d'interprétation à caractère pseudo-onirique*.

PATHOGÉNIE ET VALEUR NOSOGRAPHIQUE

Un état psychopathique est post-onirique non seulement parce qu'il apparaît cliniquement à la suite d'un accès onirique, mais encore parce qu'il affecte avec cet accès onirique des rapports d'ordre pathogénique qu'il nous reste à connaître.

L'onirisme, nous l'avons indiqué d'emblée dans notre définition, est le type du délire toxi-infection.

La notion qu'il existe un type spécial de délire qui est le délire toxi-infection est aujourd'hui classique et à peu près universellement admise. Elle est cependant de date relativement récente. En 1890, Ladame, de Genève, disait encore: « La distinction entre le délire fébrile et celui de la folie est purement artificiel. » Et plus près de nous, Toulouse répétait en 1893: « Il n'y a pas de démarcation nette entre le délire vésanique et le délire symptomatique d'une affection ressortissant à la pathologie interne. »

La connaissance du mécanisme pathogénique qui, dans les délires toxi-infectieux relie les causes étiologiques aux altérations anatomo-physiologiques et permet d'interpréter et de classer les manifestations cliniques est dûe aux travaux de ces vingt dernières années et l'honneur en revient, presque en entier, à l'école française moderne. A ces travaux se rattachent surtout les noms de Klippel, Régis, G. Ballet, Laignel-Lavastine, Vigouroux et ses élèves. etc.., etc...

Klippel ne conteste point que l'intoxication, dans les cas aigus, ne puisse agir directement sur les cellules cérébrales; il en est ainsi par exemple dans l'ivresse aigue. Mais plus souvent l'intoxication ou l'infection n'agit pas directement sur les cellules cérébrales. Les premières atteintes portent sur les glandes d'élimination, en particulier sur la plus importante de ces glandes d'élimination, sur le foie. Les glandes d'élimination ainsi adultérées deviennent alors pour l'organisme une source de toxines d'origine interne, qui se répandent dans tous les tissus et agissent sur l'encéphale. Les altérations des cellules cérébrales ne sont pas dûes alors directement mais indirectement au toxique d'origine externe, ou aux toxines d'origine microbienne; elles relèvent immédiatement des toxines d'origine interne, de telle sorte que le processus pathogénique. est toujours en réalité *un processus auto-toxique.*

Mais l'auto-intoxication ainsi produite a, au point de vue du déterminisme des troubles cliniques, un rôle variable suivant les cas.

D'après Klippel, elle est tantôt cause occasionnelle et relativement banale, tantôt cause associée à une prédisposition plus ou moins importante et alors déterminante, tantôt enfin cause essentielle et unique ou au moins nettement prépondérante.

Vigouroux et Jucquelier, après Klippel, ont montré à nouveau le rôle de l'insuffisance hépatique et aussi celui de l'insuffisance rénale dans la genèse des délires toxi-infectieux.

D'autres auteurs, en particulier Laignel-Lavastine, ont insisté sur les insuffisances endocriniennes.

Régis enfin, par des publications nombreuses et par tout un enseignement médical des plus féconds, a multiplié les formes étiologiques des délires toxi-infectieux et montré qu'il n'était pas en somme une seule infection ou une seule intoxication quelles que fussent son origine, sa nature, ou sa gravité, qui ne puisse être le point de départ de manifestations délirantes.

Quant aux lésions anatomo-pathologiques des psychoses toxi-infectieuses, leur étude repose aujourd'hui sur une somme considérable de travaux à l'origine desquels se placent les publications de G. Ballet et de ses élèves M. Faure et Laignel-Lavastine. Cette étude comprend non seulement les lésions de l'accès confusionnel onirique en évolution, autrement dit les lésions de l'encéphalite toxémique aigue ou subaigue, mais encore les lésions résiduelles ou cicatricielles des formes prolongées ou chroniques, qui sont en fait des lésions post-oniriques. Mais si les premières sont aujourd'hui bien connues, les secondes ne le sont encore qu'incomplètement. Nous donnons ci-dessous l'interprétation qu'en proposent Régis et Hesnard. (Traité International 1914.)

« Lorsque l'intoxication qui a produit des lésions plus ou moins graves de dégénération cellulaire toxémique, ou d'encéphalite aigue ou subaigue s'est dissipée, il subsiste des lésions, probablement communes à toutes les toxi-infections et de nature cicatricielle. Ces lésions encore mal différenciables aujourd'hui, s'accusent insensiblement au fur et à mesure que l'état d'hypofonction de la cellule, suivant la loi biologique de la dépréciation anatomique de tout organe dont la fonction se trouve entravée, se complique d'une série d'évolution secondaires diverses. Tantôt les éléments nobles atteints de façon indélébile dans leur structure acquièrent, par le fait même de leur inactivité, et indépendamment de l'agent toxique originel disparu, une tendance à la régression vers l'élément indifférent ou moins spécialisé, par une sorte de dégénérescence individuelle plus ou moins marquée suivant la résistance native du sujet; cette anatomie pathologique serait sous-jacente à l'état de démence post-confusionnelle simple. Tantôt ces lésions épithéliales de cérébrite post-onirique simple se compliquent de lésions consécutives d'ordre varié, accusant: soit une prédisposition individuelle a l'hyperplasie ou à la réaction d'un tissu (prolifération des endothéliums, de la névroglie, sclérose vasculaire, etc.), soit l'atteinte d'une toxi-infection intercurrente de rôle souvent considérable (tuberculose). Tantôt encore, en raison de la fragilité acquise des éléments anatomiques, elles se continuent par des lésions secondaires d'ordre destructif et démentiel: de type sénile (lésions atrophiques destructives des cellules, scléroses diffuses) et peut-être d'un type spécial à certaines démences précoces (lésions neuro-épithéliales destructives spécifiques). Tantôt enfin elles mettent en évidence des tendances dégénératives héréditaires d'ordre vésanique, qui seraient peut-être restées latentes sans l'apparition du facteur toxique accidentel, lequel jouerait, d'après les cas, le rôle d'altération nécessaire et suffisante ou de contingence révélatrice. »

⁂

Toutes ces données pathogéniques permettent de rattacher les psychoses post-oniriques directement ou indirectement à la toxi-infection, cause de l'accès onirique initial.

Mais quelle est la nature exacte de leurs rapports; c'est ce qu'il nous reste à examiner.

A ce point de vue les psychoses post-oniriques, croyons-nous, doivent être divisées en deux grands groupes. Dans un premier groupe doivent prendre place celles qui ont avec la toxi-infection primitive des rapports directs de cause à effet, qui ne sont que la traduction clinique de la persistance de la toxi-infection, soit que le processus auto-toxique continue, soit qu'il ait créé des lésions non encore réparées, sinon irréparables. Dans ce groupe doivent prendre rang:

1° La phase de réveil, en particulier les formes prolongées de la phase de réveil;

2° Les psychoses post-oniriques à forme amnésique;

3° Les psychoses post-oniriques à forme démentielle. (Démence précoce post-confusionnelle de certains auteurs.)

Dans un second groupe doivent au contraire prendre place toutes les psychoses post-oniriques, qui survivent non seulement à l'accès onirique, mais encore à la toxi-infection causale et qui, *cette toxi-infection causale disparue et guérie*, continuent cependant à évoluer avec une allure vésanique et non plus toxique. Dans ce groupe prennent rang:

1° Les idées ou délires fixes et permanents post-oniriques;

2° La psychose hallucinatoire post-onirique.

⁂

Nous serons brefs pour justifier cet essai de division.

La phase de réveil est manifestement en rapport: 1° avec la régression lente du processus toxi-infectieux; 2° avec la réparation des altérations humorales, sécrétoires ou lésionnelles qu'elle a causées. L'obtusion, l'émotivité, l'amnésie confusionnelle et post-confusionnelle persistent associées au syndrome physique (état saburral, oligurie, tremblement, etc...) et l'association de ces troubles montre bien que le processus toxi-infectieux n'a pas complètement régressé avant la fin de la phase de réveil. C'est ainsi que les choses se passent dans les formes habituelles de réveil progressif.

Dans les formes de réveil prolongé la régression incomplète du processus toxi-infectieux n'est plus seule en cause; la persistance de l'émotivité, la constitution d'un syndrome neurasthénique, et surtout l'apparition d'une amnésie non plus seulement post-confusionnelle, mais encore rétro-antérograde continue, souvent compliqué de névrites périphériques montre qu'il y a en outre des altérations lésionnelles persistantes. A cette évolution correspondent les formes légères et transitoires des psychoses post-oniriques amnésiques.

A un degré de plus la régression du processus toxi-infectieux est terminée; l'agent toxique originel est disparu. Mais il persiste des altérations lésionnelles et, suivant les cas, tantôt ces altérations se répareront mais lentement en plusieurs années (amnésies rétro-antérogrades continues ou syndromes de Korsakoff curables) tantôt ne se répareront pas et seront au contraire susceptibles d'une évolution secondaire dégénérative, destructive ou atrophique (démences polynévritiques ou démences post-confusionnelles).

Les psychoses post-oniriques du second des groupes pathogéniques que nous avons admis, survivent à la fois à la régression du processus toxi-infectieux et à la réparation des lésions qu'il a pu causer. Elles ne sont donc pas la traduction clinique directe de la toxi-infection primitive; elles n'ont avec elle que des rapports médiats.

On voit bien des idées fixes post-oniriques persister seulement pendant la phase de réveil ou ne survivre que de très peu à la fin de cette phase. Dans ces cas, on pourrait avec quelque vraisemblance soutenir que la conviction erronnée ne dure que par suite d'une influence toxique persistant encore à quelque degré. La prolongation de la crise urinaire peut même en certains cas justifier cette opinion.

Comment, par contre, le soutiendrait-on pour les idées fixes post-oniriques qui survivent pendant des mois, parfois pendant des années à la guérison complète de toutes les manifestations toxiques?

Comment surtout le soutiendrait-on pour les délires permanents post-oniriques qui ont une durée indéfinie et une évolution chronique et qui par définition ne guérissent jamais? Il est vrai que les délires permanents s'associent étroitement aux délires reviviscents, c'est-à-dire à des manifestations toxiques intermittentes; mais ces intermittences peuvent être extrêmement longues et durer plusieurs années.

Quant à la psychose hallucinatoire post-onirique dont nous avons vu qu'elle prenait ses racines à l'acmé même de l'accès onirique, elle dure manifestement au-delà de toute survivance de la toxi-infection primitive, et bien que de pathogénie encore incertaine, est au moins quand aux causes lointaines et profondes plus sûrement vésanique que toxique.

Les idées fixes et les délires permanents post-oniriques, qui sont au point de vue clinique des variétés de délire d'évocation, relèvent en réalité directement d'une insuffisance du jugement et du pouvoir critique. *Ils sont plus fonction de la psychologie du sujet que de la pathologie de ses sécrétions.* Ce sont non des délires post-oniriques proprement dits, mais, suivant l'appellation proposée tout récemment par Régis, des délires post-oniriques vésaniques. Ils se rencontrent, ainsi que le montrent toutes les observations, soit chez des débiles, des simples ou des sujets incultes, soit chez des déséquilibrés constitutionnellement méfiants, soupçonneux et prêts à voir partout la malveillance. Ils se rencontrent plus souvent encore chez des sujets qui sont à la fois débiles et déséquilibrés.

La psychose hallucinatoire post-onirique ne se rencontre de même que chez des sujets à hérédité chargé et eux-mêmes débiles ou déséquilibrés; toutes les observations sont très démonstratives à cet égard.

***

Si maintenant nous voulions fonder une classification nosographique sur ces données pathogéniques, nous serions amené aux conclusions suivantes.

Toute auto-intoxication, cause de confusion mentale onirique, peut retentir sur l'organisme de deux façons :

1° Tantôt elle agit directement par ses toxines et donne naissance à des lésions soit légères soit profondes, soit primitives soit secondaires, soit réparables, soit chroniques ou destructives.

Les états psychopathiques qui en résultent sont des états d'origine toxique. Telles sont la phase de réveil du délire onirique et les psychoses post-oniriques à formes amnésique et démentielle.

2° Tantôt elle agit indirectement au titre de cause simplement occasionnelle ou de contingence révélatrice chez des sujets à prédisposition marquée.

Les états psychopathiques qui en résultent ne sont pas réellement toxi-infectieux, mais constitutionnels ou vésaniques. Tels sont les idées fixes et les délires permanents post-oniriques. Telle est encore la psychose hallucinatoire post-onirique qui n'est donc en fait qu'une variété de la psychose hallucinatoire chronique de G. Ballet.

Nous pouvons donc maintenant compléter la classification des psychoses post-oniriques en tenant compte à la fois de la pathogénie et de l'évolution clinique.

PSYCHOSES POST-ONIRIQUES

	D'ORIGINE TOXIQUE	D'ORIGINE VÉSANIQUE
Transitoires	Phase de réveil.	Idées fixes post-oniriques
Durables	Amnésie rétro-antérograde continue (syndrome de Korsakoff). Démence précoce post-confusionnelle	Délires permanents post-oniriques (délires à éclipse ou reviviscents). Psychose hallucinatoire post-onirique (variété étiologique de la Psychose hallucinatoire chronique).

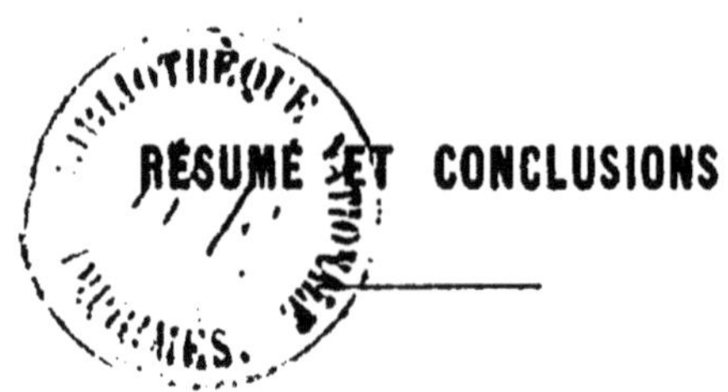

RÉSUMÉ ET CONCLUSIONS

Au point de vue de leur définition, les psychoses post-oniriques comprennent tous les états psychopathiques qui ont pour caractères :

1° De ne pas exister avant l'accès onirique;

2° De succéder immédiatement et directement dans le temps à l'accès onirique;

3° D'emprunter tout ou partie des éléments constitutifs de l'épisode onirique ou de se transformer par une transition insensible;

4° D'affecter, en un mot, avec l'accès onirique initial des rapports tels qu'il paraisse invraisemblable de contester à l'accès onirique le rôle d'une cause étiologique importante et au moins occasionnelle.

⁂

Au point de vue clinique, les psychoses post-oniriques peuvent être divisées en états psychopathiques transitoires et en états psychopathiques durables.

Les premiers sont fréquents, sinon habituels par rapport au nombre des accès de confusion mentale onirique. Ce sont :

1° La phase de réveil du délire onirique dans laquelle le réveil est tantôt brusque après une crise de sommeil, tantôt progressif, — c'est le cas habituel, — tantôt prolongé.

Les formes prolongées de la phase de réveil servent de transition avec les états psychopathiques post-oniriques durables.

2° Les idées fixes post-oniriques, constituées par la persistance plus ou moins longue, mais toujours transitoire d'une croyance délirante dans la réalité de tout ou partie du rêve vécu. Ce sont, au point de vue de la forme clinique des délires d'évocation et dans le cas particulier des délires d'évocation transitoires.

Les états durables sont relativement rares par rapport à la fréquence des accès confusionnels. Ce sont:

1° Les délires permanents post-oniriques, qui s'opposent aux idées fixes par la durée indéfinie et en quelque sorte chronique de la conviction délirante (délire d'évocation chronique) et qui se caractérisent, en outre, par la reviviscence intermittente du délire onirique (délires à éclipse de Legrain);

2° La psychose hallucinatoire post-onirique qui n'est d'ordinaire qu'une variété étiologique de la psychose hallucinatoire chronique de G. Ballet, mais qui peut cependant guérir (Hallucinose ou Psychose hallucinatoire de Farnarier);

3° L'amnésie rétro-antérograde continue post-confusionnelle, qui englobe la plus grande partie des formes décrites sous le nom de syndrome de Korsakoff ou psychose polynévritique;

4° Pour Régis et une partie de l'école française, la démence précoce post-confusionnelle.

Il convient d'ajouter que l'onirisme peut compliquer épisodiquement l'évolution de toutes les psychopathies et donner naissance à des appoints post-oniriques soit sous forme d'idées fixes post-oniriques, soit sous forme d'un système de nature interprétative post-onirique (délire systématisé de rêve à rêve de Klippel).

Au point de vue pathogénique, l'onirisme peut bien intervenir dans la forme clinique qu'affectent les états psychopathiques post-oniriques. Cela est vrai en particulier pour les états post-oniriques à forme délirante, qui empruntent à l'accès initial, au moins au début, la formule et la couleur du délire. Mais c'est en réalité l'intoxication génératrice de l'accès onirique qui est le facteur pathogénique réel.

L'intoxication agit directement soit d'une façon immédiate (onirisme de l'ivresse), soit de façon médiate par le mécanisme auto-toxique bien élucidée par les travaux de Klippel et de ses continuateurs. C'est ce qui se produit dans:

1° La phase de réveil;

2° L'amnésie rétro-antérograde continue;

3° La démence précoce post-confusionnelle.

L'intoxication agit indirectement, au titre de contingence révélatrice, chez des prédisposés soit débiles, soit déséquilibrés. C'est ce qui se produit dans:

1° Les idées fixes post-oniriques;

2° Les délires permanents post-oniriques;

3° La psychose hallucinatoire post-onirique.

⁂

Au point de vue thérapeutique, les indications sont celles des états toxiques ou des états vésaniques suivant les cas.

L'hypnose, toutefois, a été proposée comme un facteur thérapeutique spécial dans certaines formes d'idées fixes post-oniriques d'origine inconsciente.

⁂

Au terme de ce long exposé, nous croyons devoir indiquer qu'il est un grand nombre de questions, dont la solution reste en litige. Nous rappellerons en particulier les suivantes:

Quelles sont les limites qu'il convient d'assigner aux psychoses post-oniriques?

Les psychoses polynévritiques sont-elles presque toujours, sinon toujours, des psychoses post-oniriques?

Y a-t-il lieu d'admettre l'existence d'une forme de démence précoce post-confusionnelle?

Existe-t-il une forme de confusion mentale chronique autre que la démence précoce post-confusionnelle?

La division des psychoses post-oniriques en psychoses d'origine toxique et psychose d'origine vésanique est-elle légitime?

Quelle est la valeur clinique et thérapeutique de l'hypnose?

TABLE DES MATIÈRES

IMPRIMERIE P. PIERRON, 1, RUE DU FOUR, NANCY

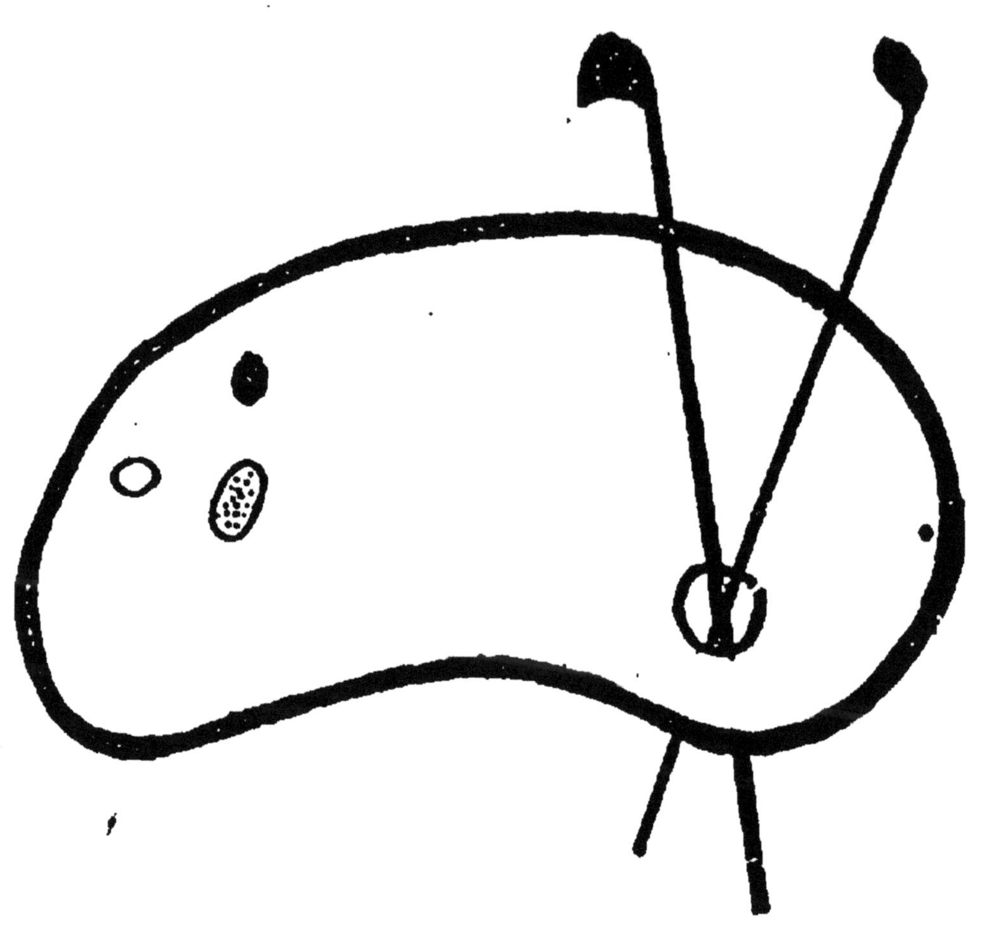

www.ingramcontent.com/pod-product-compliance
Ingram Content Group UK Ltd.
Pitfield, Milton Keynes, MK11 3LW, UK
UKHW022117190726
13855UKWH00003B/903

9 782013 411929